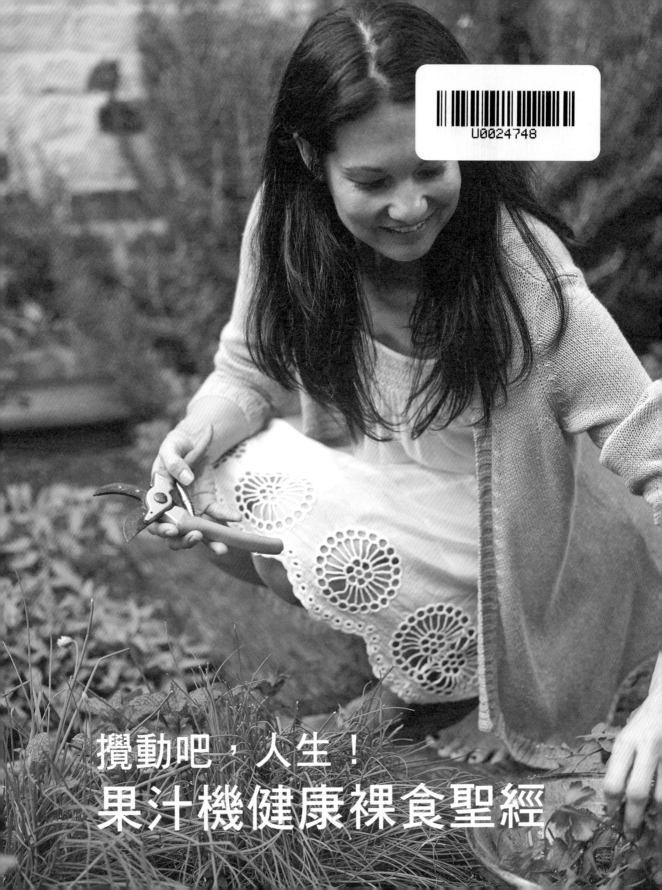

攪動吧，人生！
果汁機健康裸食聖經

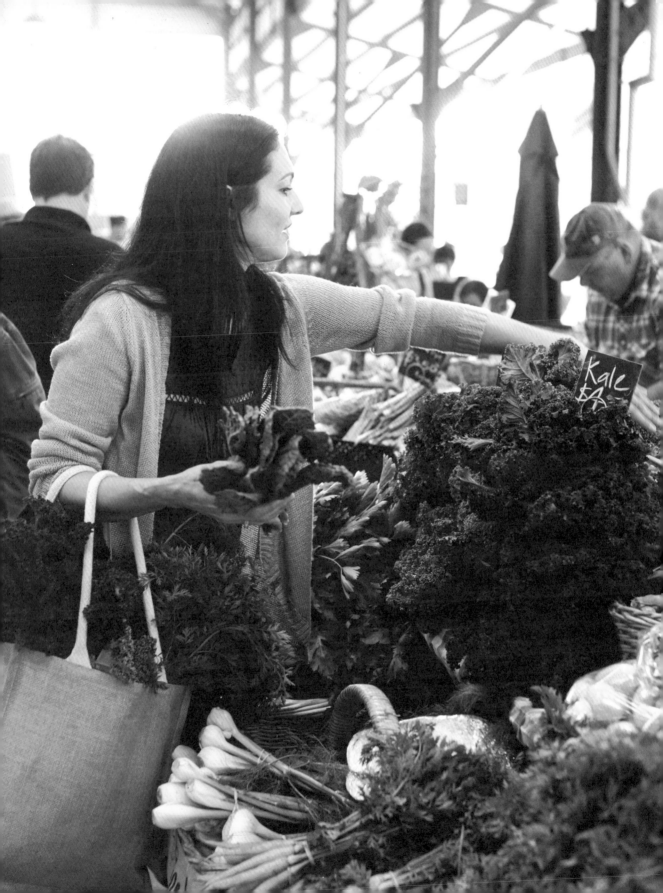

目錄

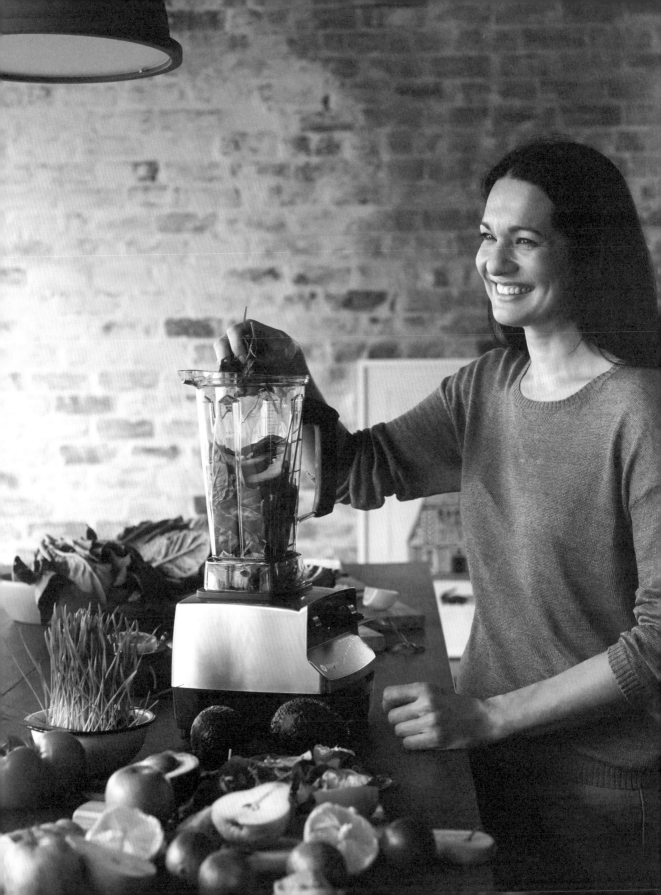

果汁機女孩的誕生

大家好，我叫泰絲，我是果汁機迷。

我總是很狂熱地和大家推薦果汁機，但可別嚇到了，我並不是在推銷機器，我強調的是一種健康的飲食習慣（你可能很快就會沉迷其中），果汁機真的是好處多多。

時間無法被包裝起來，但生活如此忙碌，我們只好將食物都變成瓶裝、罐裝、盒裝或真空包裝。即食食品能快速（但總是空虛地）填飽肚子，卻犧牲了更多飲食過程中的美好。

我們大可不必因為沒時間而犧牲健康、營養和美味，就使用能製作健康速食的果汁機吧！果汁機根本就是人類繼火和湯匙後所得到最美好的烹飪禮物。打汁讓飲食變得更方便，不分男女老少，人人都能在短時間內靠簡單的技術，做出營養豐富的美食。

別擔心，你還是能用到牙齒。這本書的確收錄不少飲料、果昔和湯，但絕不僅只是飲品或流質食物。我的食譜以果汁機為主，但並不侷限於果汁機。我喜歡以果汁機為靈感的料理──開胃菜、點心、沙拉、甜點，以及可以刀叉食用的簡單主菜。攪打而成的配料──淋醬、抹醬或調味醬，在這些菜色中扮演重要的角色。好吃的青醬或自製美乃滋，能讓一盤義大利麵或蒸青菜，從淡而無味變得風味十足。

我確實是超級狂熱的果汁機迷，但絕不是賣弄吹噓的江湖術士。我既不是美食家，也不是大廚或美食購物狂；只是個平凡的、熱愛食物的自學廚師。

我不小心變成了果汁機女孩

我十幾歲時，常常覺得昏昏欲睡，後來被診斷出感染人類皰疹病毒第四型（Epstein-Barr）。那時家裡餐餐吃慣一肉三菜，對乳糖和麩質過敏的我，在自然療法醫生的建議下，開始戒食麩質、乳製品和肉類，症狀果然迅速改善許多。我體認到食療的功效，也改變了飲食習慣，但坦白說，那時的我仍無法完全放下肉食，直到多年後，讀了麥可波倫（Michael Pollan）的書，令我大開眼界，啟蒙了我對食物和健康之間關係的興趣，於是修了營養學，並參加料理課增進烹飪技巧。

二十多歲時，朋友東尼介紹我長壽保健飲食法（macrobiotics），成為我持續探索飲食旅程重要的一部份。然而，嚴格執行這種飲食法之後，我感覺效果不如預期。

一直找不到最適合自己的飲食法則，讓我深感挫折。我堅信絕對有某種完美的全食物飲食法，能帶給我奇蹟式的「療癒」。身為完美主義者，不管多辛苦，我也一定要讓自己變得更健康！在這段出於自願及大多數自我摸索的健康長征中，我試過數不清的全食物飲食法，先是吃奶蛋素，後來改吃全素，接著又發現裸食的好處；我實行過人體生態學的抗念珠菌飲食、中國的陰陽理論、阿育吠陀（Ayurveda）醫學；我還嘗試過血型飲食理論、鹼性飲食計劃、打了超多杯的蔬果昔……沒錯，我以前是那種每半年就會嘗試一種新飲食法的人。雖然這些飲食法都有其獨到之處，卻沒有一種能完全符合我。最後我接受了生物多樣性理論──沒有一種健康飲食法則能適用於所有人。從此，情況有了變化。

藉由直覺性實驗手法，我逐漸了解，比起墨守成規，彈性和變化對我來說才是健康的關鍵。現在，我截取各種健康飲食法的精華，打造出成功的「泰絲流增強免疫力飲食法」。這種飲食法因應溫度、壓力、情緒、身體活動量及特殊的健康問題而調整。我的飲食遵循時令，炎熱的日子大部份是生食；天氣變冷時就多吃點熟食，但全年必備鹼性蔬果昔、果汁及湯品。

我開始寫部落格，我發現果汁機很能啟發靈感，這個神奇的機器，不僅能夠做出美食，也能讓人輕鬆維持健康生活。對我來說，使用果汁機已不只是做菜方法，更是生活的頭號守則。

完美的綜合配方

我心目中飲食、運動、工作和娛樂的完美平衡，結合了不同的概念、風味和哲學。不遵循一定的規範，是我食譜配方最有趣也最成功的主因，值得和大家分享。

大量且種類豐富的葉菜、鹼性蔬菜、發芽的生堅果、種子和穀物，搭配每日一杯蔬果汁或果昔的飲食，對人人都有益。此外，每個人都有各自喜歡的休閒活動、帶給人成就感的工作、甜蜜的感情、和家人團聚的時光、飲食、運動等等。考量這些因素，我的食譜力求多變化與簡單。

有些主菜的確比較費時，但我通常會把菜色規劃成可調整的多個部份，讀者可以自行決定最終成品要花多少工夫。

我的食譜中有兩個常出現的關鍵句：「可省略」和「視個人口味斟酌調整」。不像烘焙等大多數烹飪方式，運用果汁機做菜的一大好處，就是幾乎不會遇到無法挽救的狀況，攪打、嚐味道、調整，再攪打、嚐味道、再調整，終究能夠調出最完美味道。了解自己及食客們的口味，就能讓原本可能是災難的料理變成令人讚不絕口的美食。

把餐盤當作空白的畫布，再把那些受歡迎的食材當成豐富的顏料，發揮你的創意。在這本書裡，你可以學到讓吃過的人直呼「一定有加奶油」的白花椰菜濃湯（104 頁）、偷偷混了蔬菜泥的披薩醬（203 頁）、把披薩和義大利麵變成營養的親子美食、淋上醬汁風味層次十足的馬鈴薯沙拉（88 頁）、蘋果派果昔（62 頁）、讓巧克力迷招架不住的巧克力塔（152 頁），還有像冰淇淋的羽衣甘藍果昔（45 頁），連最討厭蔬果昔的人都會忍不住多喝一口。

我的食譜就是健康又有趣。把果汁機插上電，倒入你的個性食材，調出屬於自己的獨家配方吧！

找出你的完美配方

這本書分為兩部份：「秘密」及「食譜」。如果你肚子餓得咕咕叫，就趕快將果汁機插電，開始動手做菜吧。

想買台果汁機，或想知道果汁機物盡其用的方法嗎？請看第 9 頁〈愛你的果汁機〉。如果對健康和營養有興趣，想了解這些食譜的研發原則，請看第

15 頁的〈果汁機料理的健康概念〉，這些增加食物營養的方法，對料理過程也有好處，打出來的成品，質地和味道都會更棒。第 21 頁的浸泡教學，能讓人了解到食物潛在的最大營養價值，幫助攪打過程更滑順，也清楚地解釋為什麼我的食譜經常要求「浸泡」。

盡情享受使用果汁機的樂趣吧！做菜有時不必太講究，我最喜歡把新鮮食材全丟進果汁機，隨性攪打一通，常常會做出令人意外的美味！我的食譜主要使用果汁機。除了刀、砧板、量杯和量匙之外，基本上就不再需要其他工具。（只有少數幾道菜需要食物調理機、食物烘乾機或高速果汁機。）另外，我選用的食材也都很平易近人，不會難買，也不必花大錢。

我會和你分享我的〈果昔葵花寶典〉（52 頁）和美味湯品（112 頁）的製作訣竅，也會把製作植物奶（29 頁）的筆記給你參考。你可以依據食材種類及飲食喜好瀏覽食譜。所有菜色都是純素及無麩質－無奶、無蛋或任何動物性食材。你也可以利用索引（214 頁）尋找各種食譜：

鹼性：高 ph 值（35 頁）。

無堅果：沒有花生和堅果也美味。

強健的益生菌：增強抵抗力（30 頁）。

出色的食物搭配：運用組合食材的原則（31 頁）。

裸食：未經烹調且充滿酵素。

無黃豆：好到不用豆。

無糖：不必加糖就很甜。

若說果汁機料理是我的情人，那麼這本書就是我的「情書集」，記錄了我對全食物飲食法之奧妙的熱愛！這些「濃情密意」已經幫我找到屬於自己在飲食世界裡的「真命天子」。

現在換你了，一起來享受果汁機生活吧！

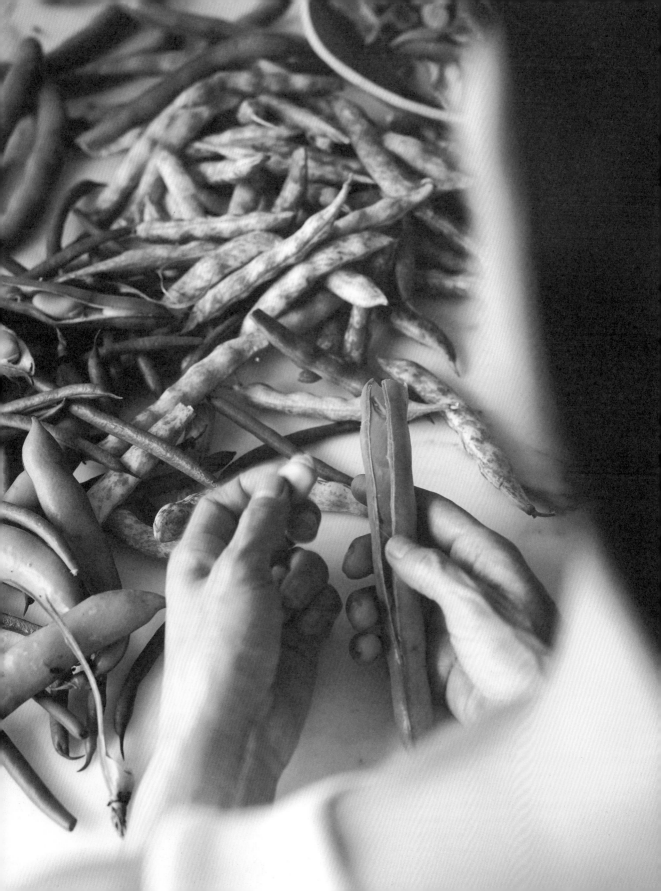

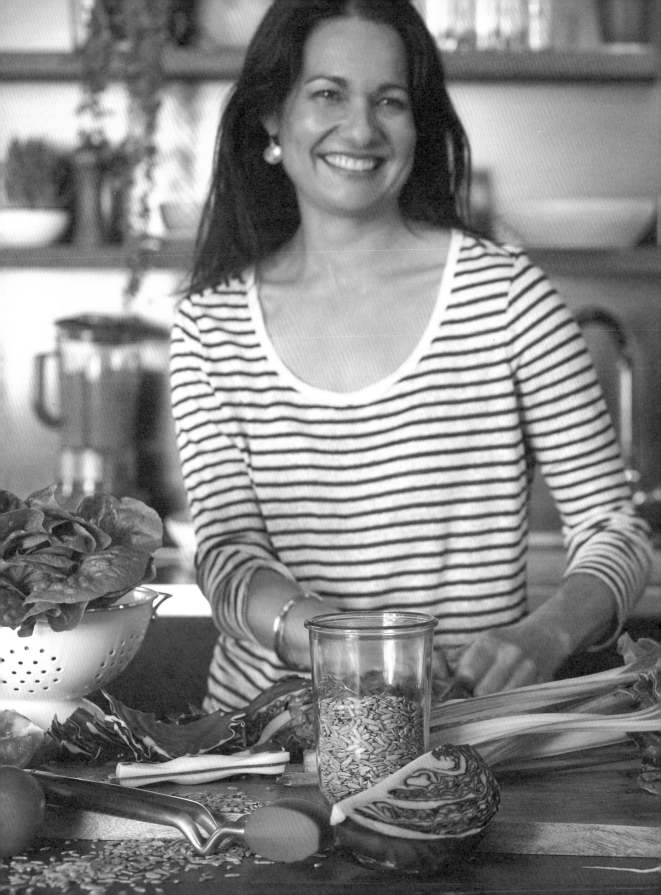

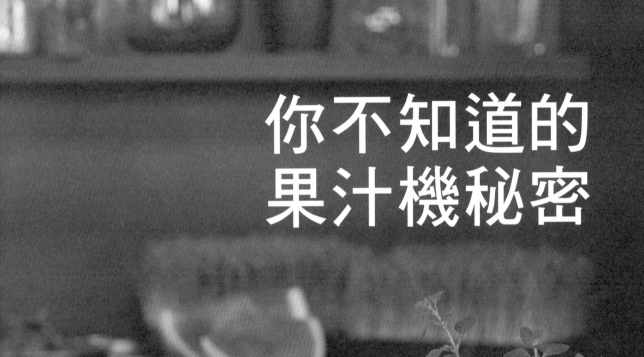

你不知道的
果汁機秘密

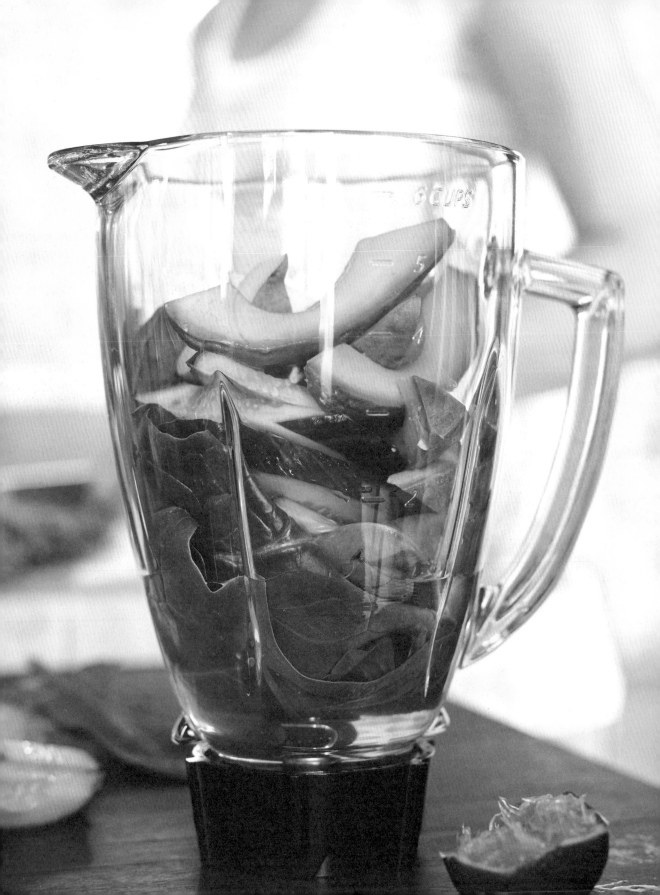

第一章
愛你的果汁機

果汁機是有生命的,每個品牌和型號都有自己的風格、優點和怪癖,和它們打交道時,我都是秉持「讓我幫你來幫我」的概念。使用果汁機是一種合作關係,就像我們與果汁機共舞一樣,了解機器的個性後,合作才會愉快。而我也堅信,果汁機必須符合使用者的個性。

選擇果汁機

挑果汁機就像選車一樣。面對各種品牌時,都必須問自己這幾個問題:為什麼要買?要用它來做什麼?什麼時候會使用果汁機?使用頻率?要做幾人份的料理?

我們必須考量需求、預算及廚房空間,再來尋找適合的機器。你可以多閱讀一些使用者心得,詢問親朋好友的意見,也可以試用看看朋友的果汁機。我幾乎試用過市面上所有的果汁機(沒錯,我家堆滿了果汁機),也參考了幾

千則讀者提供的意見,我發現果汁機真的是一分錢一分貨。Oster、Sunbeam、KitchenAid、Cuisinart、Breville、Omega、Blendtec 和 Vitamix 的產品都很好,功能從最陽春到最完整,還有單速、多速及變速的機型,任君選擇。(推薦清單請見 12 頁。)

有人可能會要求果汁機能自動定時、內建量杯、預設模式及加熱等等。我不想把錢花在這種花俏的功能上。我在意的是馬達強度、刀片結構和保固。我很少使用預設的模式,比較喜歡手動操作。也許我是個控制狂,但我認為多段變速的好處,是能根據喜好調整最適合每種配方的速度。

目前馬力最強大且功能最齊全的果汁機是 Omega、Blendtec 和 Vitamix 的高速機種,零售價約新台幣 20,000 元。有些人覺得這價位貴的離譜,但我覺得這是對健康生活的投資,不能用金錢衡量。

當然，經濟條件和料理習慣都因人而異，每個人優先考量的重點也不同。如果你只想偶爾打杯果昔，選擇低價的普通機型就好。然而，像我這種果汁機迷，花大錢買最高價品也是很合理的。

話說回來，我的食譜適用於任何機器，料理的美味與健康不會因機器而異，主要差別在於口感。以普通機型打堅果、椰棗及纖維較多的食材時，不像高速機型能打成粉狀並萃取出食材的味道，所以一定要先浸泡食材（請見 21 頁）。想了解你果汁機的性能，可以試著去打不同的食材，諸如硬食材、濃稠液體、碎冰等，觀察打好的成品。也可藉此了解各種食材適合多快的速度（或綜合不同的速度）。這些條件，能讓你在果汁機的能力範圍內，做出最完美的口感。

呵護果汁機

再好的機器都有損壞的風險，不能因為高速機種很夠力就亂操它，任何機種都要好好愛護，讓它更耐用、更長壽，做出最好的料理。有些食材可直接丟進果汁機用高速攪打，但堅硬、濃稠或多種不同質地的食材，容易導致果汁機故障，一定要謹慎使用。以下是我讓果汁機（不分廠牌或型號）發揮最大功能的秘訣。

先浸泡，才不會卡到

攪打堅硬食材之前，諸如堅果、種籽、果乾及蔬菜乾等，先浸泡（請見 21 頁）。這個步驟能減少機器的壓力，並提升料理的口感。浸泡過的椰棗更容易打碎，泡軟的日曬番茄乾更容易混合且更有味道。浸泡過的腰果、去皮杏仁和夏威夷豆，口感超綿密。

碎到最高點

把蔬菜切小塊，剁碎或磨碎甜菜根、胡蘿蔔、辣根和薑等纖維多的食材，能減少馬達的壓力。依據攪碎的難易度堆疊食材，味道能平均的滲透，達到最滑順的口感。小塊的食材測量起來更精準，也可以依據口味增減份量。

液體、粉類、固體、冰塊

為了讓攪打更快速，先倒入液體，機器運作時刀片較容易旋轉。在液體後及固體前加入粉類食材，例如可可粉、高蛋白粉及乾蔬菜粉，粉類才不會亂飛，卡在蓋子上。接著，放入香蕉或黃瓜等柔軟的食材；再來是堅硬的食材，例如冷凍水果和生蔬菜。最後丟進冰塊，把所有食材壓下來，讓刀片攪打更均勻。

附註：使用 Nutribullet 之類的單人果汁機時順序請顛倒。因為食材放好後會倒反過來攪打，最後再加入液體。

不要塞太滿

果汁機不要塞太滿，攪打效果才會好。攪拌杯太擠，食材就沒有活動空間（太少的話刀片會空轉）。塞太滿會造成悲慘的後果，特別是處理高溫液體時。分批攪打省時又省力，燙傷對健康和味道都沒有好處，也不好看。

鎖緊再開工

蓋上攪拌杯蓋就讓人忍不住啟動電源，但請先緊緊鎖好杯蓋再開工，以免你家天花板變成抽

象派滴墨畫。（沒錯，我就幹過這種事，傷心事就別說了。）

忍住加速的慾望

從低檔開始慢慢加速，能減少馬達磨損，打起來更均勻。製作堅果奶時，先慢速切碎堅果再打成液狀。一開始就快速攪打，會使較大的食材顆粒飛濺黏著到杯蓋和杯身，攪拌杯就很難刮乾淨，不好清理。

別讓機器過熱

攪打堅果醬、沾醬、膏狀物等特別黏稠的食物時，要有短暫的間隔（約 30 至 40 秒）防止機器過熱冒煙。如果發現機器有異狀（發出尖銳或磨損的聲音）或食材空轉（看到氣泡卡在裡面），請關掉馬達並用刮刀混合均勻，加一點液體也有幫助。

小心燙手

攪打湯品或醬汁之類的熱液體，最安全的方式是先稍微放涼。再加到攪拌杯一半左右的高度，拿掉中央的小杯蓋（讓蒸氣排出）並在開口墊一條抹布，從低檔開始慢慢加速攪打。高速果汁機本身就可以處理滾燙液體，所以不需要拿掉小杯蓋，但最好在杯蓋墊一條抹布以免燙到手。攪打前先冷卻也有助於調味，太燙或太冷的食物會讓味覺遲鈍，所以試吃溫溫的食物，味道會更精確。

溫柔清潔

使用完畢立刻清理，保持機器清潔，以免留下污漬。用柔軟的海綿刷洗也可能刮傷果汁機，所以別讓食物黏在上面。清洗攪拌杯時，倒出成品後馬上沖掉食物殘渣，在杯內裝入一半的溫水，加一滴洗碗精，高速攪打 30 秒（洗碗機加太多會產生太多泡沫）。沖洗後用洗碗布擦過，再拿柔軟的抹布擦乾。為了防止瓶蓋及內蓋殘留食物，把它們泡進溫肥皂水裡一陣子，再用小刷子、棉花棒或牙籤清掉裡面的殘渣。對付頑強污漬，可用醋、檸檬汁或小蘇打水調成的清潔液浸泡，再以清水沖洗。清除異味可用醋或香草精調成的溫和溶液。

用柔軟的溼布擦拭底座，軟牙刷可深入按鈕或把手清潔。再用海綿輕輕擦過電線，防止卡油或黏手。

必備刮刀

刀面一寬一窄的長柄橡皮刮刀組，是順利攪打必備的工作。寬面的可在攪打過程中拌合食材（要關機）及戳破氣泡。窄面的在攪打完畢後，可從刀片縫隙中把食物刮的一乾二淨。沒有好用的刮刀時，我可是會直接舔乾淨攪拌杯裡的食材！但我不鼓勵初學者這個粗魯的病態行為。

現在來選擇你的果汁機冒險吧。機器插好電，翻開食譜（41 頁），打下去吧！你也可以繼續閱讀，關於果汁和健康的下一章。

果汁機迷的口袋名單

這些是我 2015 年的口袋名單。然而，各大廠牌都在研發更好的技術，新推出的型號讓選擇更多元，提高品質並（希望能）降低價位。

經濟型

Oster Beehive Osterizer Classic 4093（約新台幣 3,000 元）

價格無可挑剔，也有基本的功能。這台機器證明了不需要花大錢（及附加花俏的功能），也能打出好成品。這台果汁機特別適合打蔬果昔和果汁，但是堅果和種籽無法打出滑順綿密的質地。

中階型

Breville Hemisphere Control BBL605XL（約新台幣 6,600 元）
KitchenAid 5-Speed Diamond（約新台幣 12,000 元）

Breville 物超所值，有多種功能、計時器和強大但較安靜的馬達。KitchenAid 也不太吵，底座能鎖住攪拌杯（這功能我很喜歡），馬力頗強大。這兩款機器製作大多數的菜色都沒問題，但是無法應付太濃稠的質地，也缺乏完全把堅果、椰棗和其他硬食材打成粉的能力。

手持型

Breville Control Grip（約新台幣 3,300 元）

這台機器為小廚房或旅行時使用所設計，馬力驚人，製作一鍋式料理時很好用。比如說打蔬菜泥和濃湯、自製乳液或清潔用品，巧妙的設計也不會刮傷鍋子。打蛋器和切碎機的配件，以及符合人體工學的握把讓它更有價值。

附註：我不會把攪拌杯或其他果汁機配件放入洗碗機。很多品牌聲稱可拆解用洗碗機清洗，但以我的經驗來看，高溫和強烈的化學清潔劑會讓刀片變鈍、瓶蓋變形。生鏽也是一大問題。

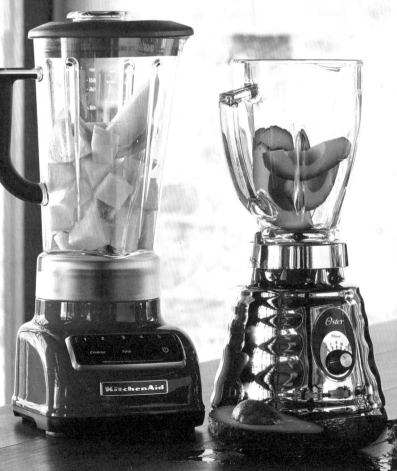

高速型

Vitamix 5200（約新台幣 25,500 元）

Blendtec 的高速果汁機很棒，我也很喜歡 Omega 頂級型機種的強大馬力。但 Vitamix 產品最特別的地方是它的攪拌棒（雖然有些消費者很討厭）。這個配件能在機器運作時讓食材均勻附著刀片，戳破濃稠食材裡的氣泡。乾溼各一的攪拌杯，可製作蔬果昔、冰淇淋、堅果醬、熱湯，也能揉麵團和自磨粉類。在 Vitamix 的七種型號中，我偏愛 5200，流線型的攪拌杯，無論處理小量或大量的食物表現都很好。

多功能的美善品也是超棒的多用途高速機型，但是高達約新台幣 50,000 元的售價，對大多數人來說都太貴了。

單人型

Nutribullet（約新台幣 3,300 元）

旅行時的好選擇，這台精簡的機器馬力相當強大。快速打個蔬果昔和沾醬，或切碎食材時很方便。但它只能攪打小量的食材，而且容易過熱。如果不要求攜帶方便，正常大小的 Oster 比較划算。

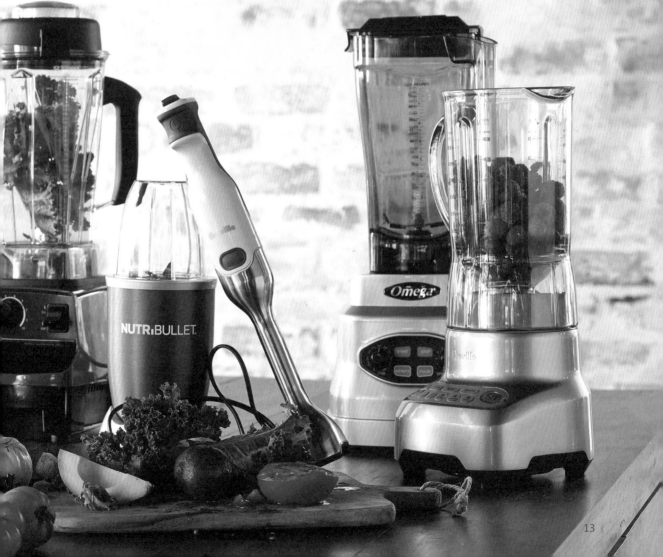

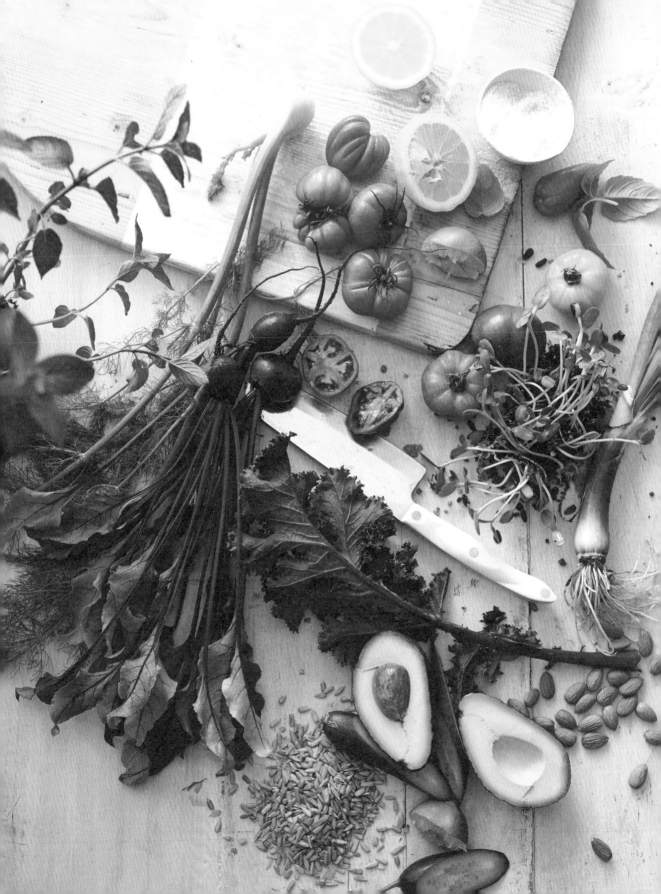

第二章
果汁機料理的健康概念

我選擇食物時有幾個主要的營養原則，讓我保持最健康的狀態，每天都能做出完美的料理。一定要照我這種生活方式，才能享用這本書的食譜嗎？並不需要。然而，這些概念影響了我的食譜，對了解我的方法可能更有幫助。在日常飲食中加入大量的生食、浸泡過和發芽的食物，吸收健康的活酵素和精華營養素；攝取充滿益生菌的食物提升免疫力；正確的食物組合有助消化，而選擇鹼性食物能帶給人平衡且強健的身體。我喜歡新鮮、且盡可能保持天然原型的食物。

裸食的力量

生水果和蔬菜、發芽堅果、種籽和穀物、超級食物及濃縮綠葉粉佔了我飲食及果汁機的絕大部份。裸食的烹調溫度低於華氏 115 度（攝氏 45 度），所以能保有完整的酵素及營養成份，並充滿蓬勃的生命力。這些食物生意盎然，我們食用後也會一樣有活力。

全裸食的功效仍充滿爭議。有人完全不吃烹調過的食物也精力旺盛，但並不是每個人都這樣，我發現，對我來說就行不通。我曾執行過一整年的嚴格裸食，在大熱天我很滿意精力的提升和涼爽的效果。但是天氣冷的時候，我的身體渴望能有點溫度，烹調過的食物對我特別有吸引力。

最愛的裸食

新鮮水果與蔬菜

果汁和蔬果昔

紅茶菌飲（Kombucha）與克菲爾優酪乳（Kefir）

沙拉和發酵醃漬蔬菜

鹹湯及甜湯

活化的堅果、種籽（醬）

曬乾及烘乾的蔬菜水果

沾醬：酪梨醬、莎莎醬、青醬

發芽生穀物製作的脆餅、麵包、捲餅和披薩

布丁、冰淇淋、甜點

超級食物粉及泥

發芽米壽司和抓飯

現在我的飲食包含大量生食，但並不是完全裸食。我食用烹調過食物的比例，依據季節和生理需求而調整，取決於我的緊張程度、情緒、活動量及整體健康狀態。對我而言，平均大約75%的生食剛剛好（評估標準是攝取的食物量而不是卡路里）。每個人適合的生食比例因人而異。我的飲食遵循時令調整，夏天幾乎是全裸食，天氣轉涼時減少到約一半的生食。

我個人覺得雖然沒有嚴格的規定，但毫無疑問，裸食能讓人更健康。做做看幾道本書的裸食料理，就會發現它的好處－無論是味道、口感、香氣和輕鬆的備料步驟，都太吸引人了。每天吃點裸食，絕對不是問題，最好能每一餐都有生食。以下是幾個主要的原因。

活性酵素及最大的營養價值

從消化到細胞修護，人體的新陳代謝作用都少不了酵素。充滿活酵素的裸食消化起來很容易，讓人能花費更多能量排毒及促進細胞再生。其實，攝取越多活酵素，就越容易吸收到所吃下去食物的營養。

烹調溫度超過攝氏46度（華氏115度）會破壞這些天然形成的活酵素，所以吃越多煮過的食物代表酵素活動越少。

人體有70%是水，我們吃下的食物必須先液化才能吸收。水份含量高的生食，例如小黃瓜、番茄和西瓜，能補充身體的水份。這些食物含有身體所需的水，所以不必費太多力氣就能被吸收。烹調過的食物（就算是水煮或清蒸）會喪失水份。缺水的過度烹調、加工或動物性食物，帶給消化系統重大負擔。為了消

化，必須額外補給人體儲存的水份。就算是輕微的脫水也有副作用，例如饑餓、遲鈍或疲勞。

我會搭配水份多的生食享用烹調過的食物，例如沙拉、芽菜、沾醬或抹醬、發酵或醃漬蔬菜、活化的堅果種籽，補充活酵素幫助消化。

在地、時令、有機、自己種

盡可能選擇本地生產的有機農產品，讓飲食更健康美味。如此一來，便可隨著時令變化，支持當地小農，減少碳足跡，避免噴灑人造農藥和基改的食材。自己栽種是最好的選擇，即使空間不大，也能輕鬆種香草作物。

排毒的力量

生食輕盈又乾淨。不需耗費過多能量消化，比起熟食，人體能輕鬆且更有效率地吸收生食的營養，有助於快速排出毒素。這對肝臟和腸道特別有益，具有清腸功能的纖維質烹調過就大量流失了。吃生的鹼性食物能冷卻並淨化身體，生病時格外有用。

提振精神

每個活有機體都會發射出一種叫生物光子（biophoton）的微弱光線，我們吃下的食物，將這種能量從太陽傳遞到我們的細胞。食物裡含有越多這種生命能量，能量傳遞的潛力就越大。生食的生物光子比熟食多很合理，食物中有越多的光能，代表營養價值越高。裸食中的能量可以增強精力、耐力和整體的活力。

外表變漂亮

因為生食營養豐富，飽含水份和活酵素，消化時間短還有強大的排毒作用，我們食用後會變得更漂亮。富含生食的飲食方式能使肌膚平滑明亮、秀髮烏黑、指甲強韌，看起來超迷人。如果這還不能說服你吃生菜，我也沒辦法了。

感官變敏銳及情緒穩定

攝取大量的生食能讓頭腦清晰，提升視力、聽力、反應力及味覺。很多人和我一樣，吃生食後都感受到精力提升，情緒狀態更平穩，我也發現需要的睡眠時間變短了。

預防疾病

韋思頓普萊斯（Weston A. Price）的著作《體質大崩壞：史上最震撼！原始與現代飲食最重要的真相》（*Nutrition and Physical Degeneration*）中，提到他測試裸食原則後的發現。普萊斯調查了從原住民部落到高度都市化的西方國家，世界各地不同文化族群的飲食。他發現主要吃生食、未經加工的完全食物的人，較能維持長久的健康，很少得到退化性疾病。相反地，主要食用熟食及加工食物的人，較容易感染及生病。

高度加工的食物其實是死掉的食物重組而成，毫無營養價值。這些極度改良的食物只是比較好吃的厚紙板，是大量化學添加物的把戲，例如味精及其他人工調味料、精製糖及漂白鹽。特別是美國的即食食品，很多都以基改原料製成，安全性不明。

清洗

清洗食材時，我會用 1 大匙的小蘇打粉和 1 大匙的蘋果醋或檸檬汁，加入 1 公升的清水調成洗潔劑仔細清洗。你也可以把皮削掉，但蔬果的營養大多在表皮或表皮下。

美味的裸食

生的食物輕盈、乾淨、新鮮、有活力、滋味豐富、色彩繽紛，還有多種有趣又美味的處理方式（不需要花太多時間）。切塊、削絲、切丁、打汁、打成泥或低溫烘乾，生食可以是簡單的蔬菜棒沾青醬或莎莎醬，快速的果汁、奶昔或蔬果昔，幾百種不同的沙拉和生菜卷，西班牙冷湯式的鹹湯和水果甜湯。也可以大膽嘗試做個沒有麵條的裸食義大利麵（128 頁和136 頁）、脆餅、麵包、壽司或發芽穀物料理。生布丁（159 頁）、派（168 頁和 170 頁）及冰淇淋都很好吃，做法也超簡單，打完冷藏就好了。別忽略發酵的生食，例如紅茶菌飲和克菲爾優酪乳（30 頁）或發酵蔬菜（84 頁）。是的，裸食不只是發黃的生菜葉和乾到變型的胡蘿蔔。

為了達到最高的營養價值和美味享受，我浸泡很多的生食。這能讓食材的營養完全發揮，攪打起來更順利，做出口感和味道都最棒的成品。浸泡能改變一切（請見 21 頁）。

編按：紅茶菌飲（Kombucha）又叫紅茶菌氣泡飲，在歐美十分盛行，台灣俗稱「康普茶」，是由原生酵母、糖和茶葉釀製而成，一般健康食品商店或網路商店可以購得。克菲爾（Kefir）是一種活菌（益生菌、乳酸菌），加入牛奶中發酵可製成優酪乳，亦可自行培養菌種。在台灣，一般食品材料行或網路商店可以購得。詳見 209 頁採買指南。

超級食物

富含維生素、礦物質和抗氧化素,超級食物很適合搭配果昔。

很多人覺得超級食物貴到不行,但它們的營養價值真的太豐富了,平均起來的價格並不高。枸杞是低調的瑰寶,擁有完整的胺基酸、均衡的脂肪結構並富含礦物質。酸中帶苦的味道加進香濃柳橙 C 果汁(57頁),和諧而不突兀。桑葚富含抗老化物質。它們微甜的味道適合搭配莓果、柑橘或香草。馬基莓(maqui berry)是世界上最強的抗氧化蔬果,淡淡的味道和其他食物都很搭(請見 50 頁)。香蕉、椰棗、莓果和香濃奶類能帶出巴西莓(acai)細緻的味道(編按:巴西莓的果實在台灣不易取得,但罐裝巴西莓粉在健康食品店很常見)。低糖且胺基酸和 omega3、6、9 含量高,巴西莓飽含抗氧化素。我在「抗氧化復仇者聯盟」(51 頁)裡加了馬基莓和巴西莓。石榴的抗氧化素含量也很高(比綠茶高了 3 倍),還有強大的抗菌消毒功用。可可更有一脫拉庫的抗氧化素(比巴西莓多了 2 倍)而且是世界上鎂含量的食物冠軍。它的確是刺激性食物,但富含鈣質和鐵質。想提振精神,激發腎上腺素但不要刺激性食材,加一小匙(超過的話就會不好吃)瑪卡粉(maca powder)就對了。富含葉綠素的綠葉粉,例如螺旋藻(spirulina)、綠球藻(chlorella)和小麥草粉,加一點點的效果最好(請見 63 頁的〈薄荷蔬菜貪吃鬼〉)。亞麻籽、大麻籽和奇亞籽富含抗氧化素、重要的脂肪酸、纖維質和蛋白質等多種營養素,經常出現在我的食譜中(編按:瑪卡粉、螺旋藻、綠球藻在台灣的網路商城和健康食品店均可購得,詳見 209 頁採買指南)。

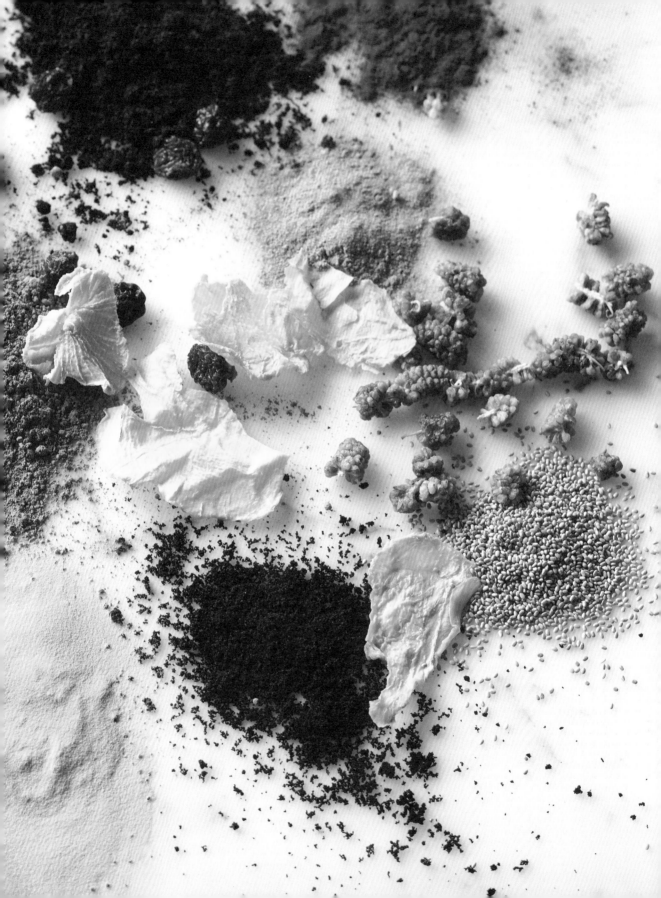

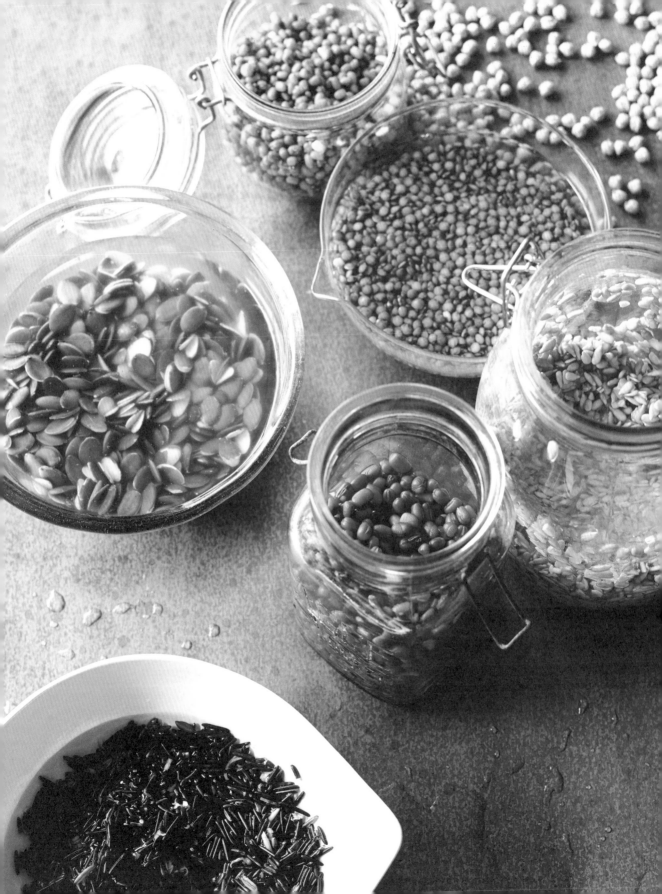

別懷疑，浸泡和發芽就對了

我從莎莉菲隆（Sally Fallon）的書《營養學傳統》（*Nourishing Traditions*，暫譯）中，認識到浸泡堅果、種籽和穀物的健康飲食方法有多神奇。在菲隆說服我之前，我都直接把這些食物吞下去，不久就鬧肚子痛並感覺疲倦和飽脹。那時，我以為我再也不能吃這些食物。我現在的座右銘是：「浸泡，不脹！」

到底要不要浸泡？

堅果、種籽和穀物是大自然的美好產物，外層有（像盔甲一樣的）抑制發芽的天然屏障，直到確認它們的生存情況沒問題才完成任務。然而，這些屏障媒介也會抑制酵素作用，擾亂消化系統並影響健康。全穀類外殼也有類似盔甲的植酸（phytates）等抗營養因子，阻礙人體吸收鐵、鈣、銅、鋅及鎂等營養素。為了贏得這場營養大戰，我們應該要投降改吃精緻食物（大部份的營養素都被除掉了）嗎？不，我們捲起袖子，跳下戰壕用水攻，衝啊！耶，贏了！

附註：煮浸泡過的穀物時，使用比未泡過的穀物少一半的水量。水和浸泡過的穀物 1 比 1（容量）的比例，通常就夠煮到彈牙口感了。在食譜裡改用浸泡過的穀物，先從一半的水量開始，再慢慢增加調整到你想要的程度。

浸泡快速又輕鬆

浸泡聽起來很費工又累人。為了營養，慢泡需要事先花點時間，但動手過程只要幾分鐘；速泡單純為了烹調。這兩種方法所得到的結果都很值得。

不同食材浸泡發芽的時間長短不一樣（請見 24 頁的表格）。堅果的基本原則：越硬的堅果泡越久。需長泡的堅果（杏仁、開心果和榛果）需要至少 8 小時。中等的堅果（胡桃、核桃和巴西果）油量較多，比較容易膨脹，需要的浸泡時間較短。短泡堅果（腰果、夏威夷豆和松子）浸泡時間最短，泡太久會破壞他們珍貴的美味油脂。

浸泡的五個原因

促進消化：用微酸或加鹽的溫水浸泡生堅果、種籽和全穀物，模擬這些食物在大自然中理想的潮溼催芽環境，能誘使食物發芽，中和酵素抑制因子。

解放營養：浸泡能活化食物完整的營養潛能，增加維生素 A、C、B 的能量，更好吸收蛋白質，並釋放活性酵素。

帶來更好的味道和口感：浸泡能軟化食物，攪打起來更容易。即使用高速果汁機，吸飽水的堅果、種籽和果乾也更能完整液化。先浸泡堅果再打成湯或果昔所產生的香濃絲滑口感，是未浸泡的堅果無法達成的。同樣地，浸泡過的椰棗打果昔或做甜點，和泡軟的日曬番茄乾打成生沾醬，都能達到最好的效果。

減少烹調時間：除了果汁機之外，浸泡也有其他的料理好處。浸泡過的穀物更快煮熟，浸泡過的糙米煮熟後就像白米一樣鬆軟可口。

防止果汁機磨損：浸泡堅硬及纖維多的食物能減少馬達運作的力氣。

浸泡更健康

食材浸泡總是需要較長時間，所以我都在睡前浸泡食材，起床時再洗淨、瀝乾和烘乾；當然你也可以早上浸泡，晚上再使用。如果一道食譜裡有不同的食材，例如製作綜合堅果奶，請分開浸泡再攪打（請見 26 頁）。以下是我的浸泡基本指南：

1. 用玻璃容器或瓷器浸泡，以溫水、天然鹽（請見 38 頁）和蘋果醋調成的液體覆蓋食材。我通常用食材容量兩倍的水量，1 夸特或公升的水加 1/2 小匙的鹽和 1 小匙的檸檬汁或醋。浸泡 1 杯杏仁，我會加 1/4 小匙的鹽、1/2 的酸性物和 2 杯（480 毫升）的水，再把食材泡在裡面。

2. 用薄餐巾布蓋住容器，讓食材呼吸，在室溫下靜置一段特定的時間（請見 24 頁的表格）。有些堅果、種籽和穀物浮在表面是正常現象，這些是壞掉的，丟棄就好。你也會看到表面有雜質，蓋著一層膜，底部有些許沉澱。這些是浸泡出來的抗營養因子，留在容器裡可比吃進身體裡好！

3. 徹底洗淨。用篩子或濾網倒出容器裡的食材，清洗容器，再把食材倒回去。用清水重新注滿容器，完整地覆蓋食材，淘洗後再濾乾沖洗。

剛泡好的堅果和種籽適合馬上打成奶、奶醬、蔬果昔、湯和甜點。也可以烘乾泡過的食材（請見以下的指南）拿來當零食，或製作抹醬、派皮跟粉類。泡過的穀物可以烹煮、運用在食譜中或烘乾。另外，也可以催芽泡過的堅果種籽或穀物（請見下一頁）。果乾或蔬菜等食材浸泡過後需馬上使用。

浸泡以便攪打

堅果、種籽和穀物：最快的浸泡方式是把食材放在玻璃容器或瓷器裡，倒入滾水浸泡 10 分鐘左右。這樣能快速軟化食物以便料理，但沒有營養好處，因為活性酵素都被破壞了。具營養和料理效益的慢泡方式，請依據第 24 頁的浸泡時間，並參考以上的指南。浸泡過的水必須丟掉，因為裡面的抗營養素因子（有毒物質）對健康不利。

椰棗：去籽切塊，用食譜裡需要的液體或水覆蓋。至少浸泡 30 分鐘，最多 8 小時。浸泡的液體和椰棗都加入料理中（增加甜度和風味），或濾掉水只加椰棗。

其他果乾或蔬菜：浸泡小型果乾或蔬菜，例如葡萄、杏桃、黑棗、櫻桃、藍莓、枸杞、桑葚和日曬番茄，放入玻璃容器或瓷器裡，用食譜裡需要的液體或水覆蓋。浸泡 15 分鐘到 1 小時後瀝乾使用。

烘乾

如果沒有馬上使用浸泡過的堅果、種籽和穀物，請烘乾。用電烘乾機（低溫能保有生食的活性酵素）烘乾活化的食材保存，運用於各種食譜中。

烘乾時把食材平鋪在網架烤盤上，以不超過華氏 115 度（攝氏 46 度）的溫度烘 12 到 48 小時，保護活性酵素。大多數的操作手冊都有各種食材的烘乾指南。種籽通常在華氏 100 度（攝氏 38 度）時最好烘乾，堅果則是華氏 115 度（攝氏 46 度）。

讓食物徹底烘乾並冷卻（會變得很脆）再放進密封罐儲存。如果仍有殘留的溼氣，很快就會

發霉。為了避免發霉，等幾個小時候再蓋上密封罐。若你沒有烘乾機，可以放在一般的烘焙紙上以烤箱的最低溫烘乾。要注意的是烤箱最低溫也高於華氏 115 度（攝氏 46 度），高溫足以殺死活性酵素。

選購烘乾機

我強烈建議投資一台烘乾機。機型最好有可調整的恆溫器（以便控制內部的溫度），以及有助於加速及均勻烘乾的風扇。如果溫度飆太高，酵素會被破壞；溫度太低容易腐壞和生菌，花很長的時間才能烘乾。沒有控溫器的堆疊型基本機種不好，空氣無法有效地循環。這種機型會從底部開始烘乾，最好不停地替換烤盤。另一個不錯（但非必要）的功能是自動計時器，讓烘乾更方便。也得依個人喜好，考慮烘乾的容量。

我個人喜歡的品牌是 Excalibur，有 4 盤、5 盤和 9 盤的機種，有些附計時器。有多種顏色，零售價大約在新台幣 4,300 至 13,000 元之間，可依個人需求選擇。我有一台附計時器的 9 盤機，可製作大量的羽衣甘藍脆片（80 頁）和烘乾活化的堅果及種籽。也可以加購防沾墊布（一片新台幣 330 至 500 元）製作水果片（81頁）、捲餅、餅乾和甜點。

催芽

發芽（活化）的食材在健康食品店隨處可見。但自己做這麼簡單，為什麼要花大筆錢購買呢？發芽的活性食物是營養價值最豐富的食物之一，我盡可能地加入日常飲食中。

催芽的確需要花心思和耐心。我在睡前浸泡計劃要發芽的食物，早上就能放入催芽罐。準備

過程只要花幾分鐘，之後就剩下檢查，確定食材有水份。放在曬得到太陽的窗邊，可以一邊做別的事一邊顧催芽罐。

大多數的種籽、豆類和穀物都會發出芽頭，但有些不會。大多數的堅果不會發芽。生堅果和種籽可能基本上未經烹調，但仍經過照射、殺菌或用高溫去殼。不是全生的杏仁浸泡後會活化營養素，但不會發芽。（關於發芽的特性，請參考第 24 頁的表格）

請注意，芽菜很容易被污染，滋生大腸桿菌等細菌，造成食物中毒。處理芽菜時要徹底洗淨雙手，保持催芽容器和廚房料理台乾淨以避免交叉感染。芽菜要冷藏保存且儘快食用完畢。選購市售芽菜請找聲譽良好的店家，尋找最新鮮的產品。

浸泡到發芽

大部份的芽菜可以冷藏保存 2 到 3 天，運用於生菜沙拉、三明治、捲餅，灑在湯跟燉菜上，加進蔬果昔裡也非常好喝。請翻到下一頁參考我的發芽基本指南。

1. 用有平金屬蓋和金屬鎖環的玻璃罐浸泡食材。拿下鎖環上的蓋子，依此大小剪一塊透氣紗布或棉布蓋住玻璃罐。放入想要發芽的食材，不要超過 1/3 的高度，罐內注滿溫水和少許天然鹽（1 杯水加 1/4 小匙的鹽）。用透氣布料蓋住玻璃罐並鎖好金屬環，罐子在廚房流理台上放一段特定的時間（請見下頁表）。

2. 瀝乾時拿掉金屬環和紗布，倒掉水，再注滿新鮮的溫水。用平金屬蓋蓋緊並鎖好金屬

環，搖動玻璃罐以洗淨裡面的食材。瀝乾後再重複一次。第二次瀝完水後，重新蓋上紗布並鎖好金屬環，稍微傾斜擺放玻璃罐讓多餘的水份流出。把玻璃罐擺在自然光照得到的流理台或窗台上，讓水份流乾。每隔幾個小時重複清洗和瀝乾的動作，或至少一天兩次。確認玻璃罐的角度能讓多餘的水份流出，放在太陽光下直到食材發芽。

3. 大部份食材會在 1 至 4 天內發芽（請見右表）。芽頭的長度從 1/8 吋到 2 吋（3 至 5 公分）不等，有些不會變綠色。發完芽後再沖洗最後一次，徹底瀝乾，再次傾斜擺放玻璃罐直到芽菜完全乾燥（如果殘留溼氣會爛掉）。等到芽菜摸起來乾乾的，換上平金屬蓋，鎖緊金屬環，放入冰箱保存。

在日常飲食中加入浸泡和發芽的食物，不只能增加營養攝取，提升烹飪樂趣；也能促使消化系統內的益菌繁殖，增強免疫力。和發酵食物一同食用，是增加體內健康平衡的絕佳策略。

浸泡和發芽時間表

食材	浸泡時間（小時）	發芽時間（天）
小紅豆	8-12	4
杏仁	8-12	不會發芽或 3 天（如果真的是生的）
莧菜籽	8	1-3
大麥	6	2
黑豆	8-12	3
巴西果	3	不會發芽
蕎麥	6	2-3
腰果	2-4	不會發芽
鷹嘴豆	8	2-3
亞麻籽	1/2	不會發芽
榛果	8-12	不會發芽
卡姆小麥	7	2-3
扁豆	7	2-3
夏威夷豆	2	不會發芽
小米	5	12 小時
綠豆	8-12	4
燕麥仁	6	2-3
胡桃	6	不會發芽
開心果	8	不會發芽
南瓜籽	8	3
藜麥	5	2-3
蘿蔔籽	8-12	3-4
芝麻	8	2-3
葵花籽	8	12-24 小時
核桃	4	不會發芽
小麥仁	7	3-4
野米	9	3-5

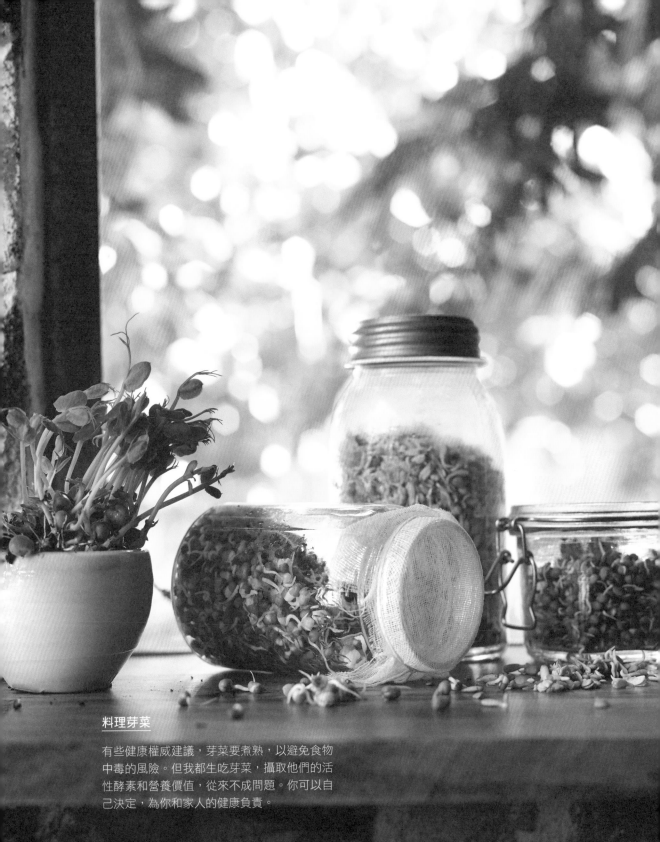

料理芽菜

有些健康權威建議，芽菜要煮熟，以避免食物
中毒的風險。但我都生吃芽菜，攝取他們的活
性酵素和營養價值，從來不成問題。你可以自
己決定，為你和家人的健康負責。

一起來擠植物奶

我的座右銘是「如果能打碎，就能擠成奶」。無論是杏仁、腰果、夏威夷豆、巴西果（又稱巴西堅果、巴西栗、亞馬遜珍果，一般健康食品店與網路商店有售。）、榛果、胡桃、開心果、椰子、黃豆、大麻籽、南瓜籽、葵花籽、芝麻、亞麻籽、藜麥、小米、米或燕麥，都能加水打成植物奶。

使用生食材自製植物奶富含營養素和活性酵素，沒有添加物、防腐劑和賀爾蒙。更重要的是你可以完全掌握成品的內容：食材的品質、甜度及濃稠度。另一個好處是不同於市售的植物奶，自製品可先浸泡食材更好消化。我盡可能使用有機、非基改的食材。

擠奶很簡單

製作植物奶超簡單，只要簡單地「浸泡、打碎、過濾」就可以享用了。這些植物奶營養又好喝！為了攝取不同的營養，我每天都做不同的奶，在我的食譜裡也運用很多（過濾的）植物奶。

調味搭配

結合兩種堅果或種籽做美味的變化，我超愛杏仁榛果奶（先分開浸泡再打在一起）。加入香草生可可粉、可可粉或草莓之類的新鮮水果調味。肉桂、肉豆蔻或綠豆蔻等香料也不錯。

別忘了浸泡

我會浸泡所有製作植物奶的堅果、種籽和穀物，幫助消化且軟化食材更好液化（請參考29頁的浸泡時間表）。如果沒有高速果汁機，浸泡更是重要。

要不要過濾？

看個人喜好。任何果汁機都可以製作植物奶，但高速果汁機會做出最香濃的成品。如果用一般的果汁機想追求那種滑順的乳香質地，就必須過濾。杏仁或巴西果之類食材打成的植物奶，不管用哪種果汁機都不需要過濾。雖然未過濾的植物奶有纖維質和豐富的營養，但大部份我的食譜需要過濾的柔滑質地。

過濾植物奶只要花點錢買個過濾袋就很方便，你可以在網路或健康食品店購買（請見208頁）。這種袋子可重複使用多次，但用完要馬上洗乾淨並風乾。如果沒有植物奶袋，可使用乾淨的絲襪代替。

保存或做更多

我每天會做一份基本的植物奶（28頁），過濾完大約會做出2到3杯的量。除非你家人口眾多或需要大量的奶，不然這個量就很夠了。自製植物奶可冷藏保存2到3天。

冷凍保存植物奶

把剩下的植物奶倒進冰塊盒，冷凍保存。植物奶冰塊（55頁）加進蔬果昔和湯裡超香濃，也可以解凍後配早餐穀片吃。

市售植物奶

市售植物奶的品質參差不齊，原料表可看出產品優劣。尋找使用有機非基改食材的植物奶，添加物、防腐劑、穩定劑、黏稠劑和甜味劑越少越好。新鮮自製是最好的，但有時沒辦法。當食譜需要無糖植物奶，這種市售植物奶（如果找得到的話）可以代替自製品。

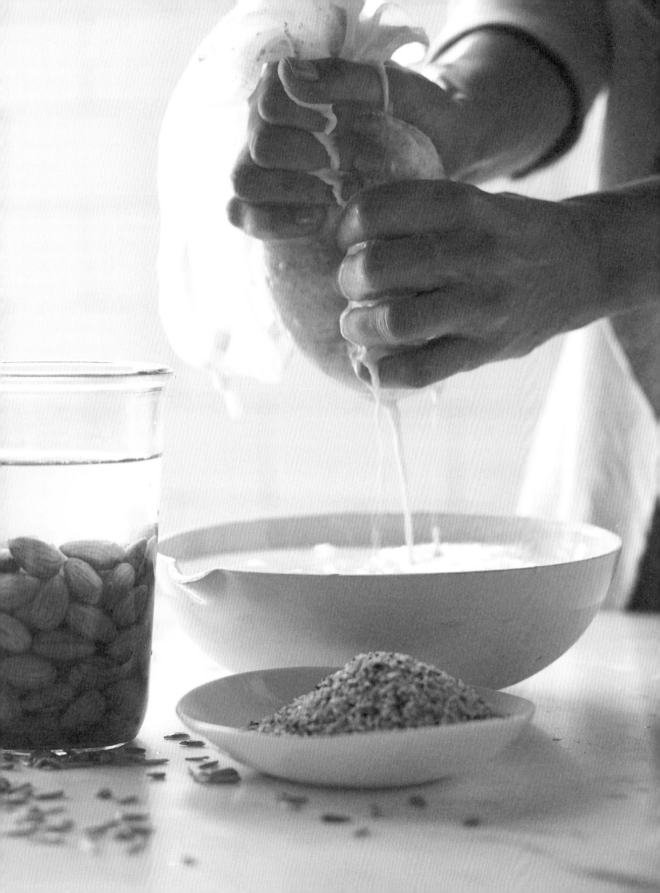

以這個配方為依據自製植物奶。請參考下一頁的浸泡時間和比例表。

甘甜植物奶

1 杯自選生堅果、穀物或種籽

清水，最好是過濾水（請見下一頁的表格）

1 小匙無酒精香草精

2-3 大匙的甜味劑（楓糖漿、椰糖或生龍舌蘭糖漿）

或 3-4 顆切碎、去籽、泡軟（請見 22 頁）的椰棗

或 5-10 滴無酒精甜菊液

1 大匙液態椰子油（增加稠度，可省略）

1 大匙葵花卵磷脂（促進乳化和增加濃度，可省略）

一小撮天然鹽（提味，可省略）

量好堅果、種籽或穀物並依第 22 頁的時間表浸泡，瀝乾洗淨後倒入果汁機。加入水（請見下一頁的表格）、香草精、甜味劑、椰子油和卵磷脂，高速攪打 1 到 2 分鐘至完全液化。（如果果汁機溫度升高別擔心，這種溫度不會讓植物奶壞掉），依個人口味調整甜度。未過濾可直接飲用，或在容器裡掛上過濾袋，倒入植物奶，扭緊袋口，輕輕地擠出植物奶。可冷藏保存 2 到 3 天，出現沉澱情形很正常，使用前搖勻或再打一次即可。

變化：無糖植物奶

浸泡過的堅果、種籽和穀物，加所需的水量攪打後過濾。省略甜味劑和其他添加物。

變化：杏仁克菲爾優酪乳

1 杯浸泡過的杏仁加 7 杯水打勻後過濾，倒入玻璃或瓷碗，加 1 小匙益生菌粉（或 4 顆膠囊）用木匙攪拌均勻（金屬器具會破壞細緻的益生菌）。以透氣布蓋住容器在室溫（華氏 70 度／攝氏 21 度）擺放 12 小時（氣溫較冷時要擺更久，拿毛巾包住容器隔絕溫度效果較好）。直到杏仁奶微黃，表面浮一層厚膜，並散發優格般的酸味就發酵完成了。如果表面只有薄膜且味道不重代表還沒好。用湯匙輕輕地刮掉表面的酸奶油，可加進果昔或布丁。過濾液體，以密封玻璃容器冷藏保存最多一週。

保留 1/2 杯的杏仁優酪乳拿來做下一批。這樣再重複三次後，重新以益生菌粉製作。

附註：傳統的克菲爾優酪乳以克菲爾粒發酵，但這種發酵劑不好操作，通常都含有乳製品成份，很容易被污染。發酵植物奶用益生菌粉製作最簡單，能做出一致的成品，並精準地計算發酵度。雖然不算真正的克菲爾優酪乳，仍是富含益生菌的食物。

製作植物奶筆記

基本上，食材和水 1 比 3 的量（容量）做出的自製植物奶效果最好。濃一點的話我會先從 2/3 的水量開始慢慢加，直到我喜歡的濃度和口味。（亞麻籽是例外，它會吸收大量的水份。）剩下的殘渣別浪費，拿來做脆餅、餅乾和塔皮超好用。也可以混入椰子油、杏仁油、杏桃油或酪梨油做成身體磨砂膏。

	食材	浸泡時間（小時）	水量	是否需過濾	成品量
整顆杏仁	1 杯 / 160 克	8-12	3 杯 / 720 毫升	是	3 杯 / 720 毫升
巴西果	1 杯 / 140 克	3	3 杯 / 720 毫升	是	2 又 1/ 2 杯 / 600 毫升
糙米	1/ 2 杯 / 170 克（熟的）	8-12	2 杯 / 480 毫升	是	2 杯 / 480 毫升
腰果	1 杯 / 140 克	2-4	3 杯 / 720 毫升	否	3 杯 / 720 毫升
生椰子肉	1 杯 / 180 克	0	3 杯 / 720 毫升的椰子水	否	4 杯 / 960 毫升
亞麻籽	¼-1/ 2 杯 / 42-84 克（斟酌）	1/ 2	6 杯 / 1.4 公升	是	6 杯 / 1.4 公升
榛果	1 杯 / 150 克	8-12	2 杯 / 480 毫升	是	2 杯 / 480 毫升
大麻籽	1 杯 / 140 克	不用浸泡	3 杯 / 720 毫升	是	2 又 1/ 2 杯 / 600 毫升
夏威夷豆	1 杯 / 140 克	2	3 杯 / 720 毫升	否	3 杯 / 720 毫升
小米	1 杯 / 174 克（熟的 *）	5	4 杯 / 960 毫升	是	3 又 1/ 2 杯 / 840 毫升
燕麥片	1 杯 / 100 克	1-8	3 杯 / 720 毫升	是 / 過濾兩次	3 杯 / 720 毫升
胡桃	1 杯 / 110 克	6	3 杯 / 720 毫升	否	3 杯 / 720 毫升
開心果	1 杯 / 120 克	8	3 杯 / 720 毫升	是	3 又 1/ 2 杯 / 840 毫升
南瓜籽	1 杯 / 140 克	8	3 杯 / 720 毫升	是	2 又 1/ 2 杯 / 600 毫升
藜麥	1 杯 / 170 克（熟的 *）	5	3 杯 / 720 毫升	是	2 又 1/ 2 杯 / 600 毫升
去殼芝麻	1 杯 / 140 克	8	3 杯 / 720 毫升	是	3 又 1/ 2 杯 / 840 毫升
乾黃豆	1 又 1/ 2 杯 / 210 克（熟的 *）	11	3 又 1/ 2 杯 / 840 毫升	是	3 又 1/ 2 杯 / 840 毫升
葵花籽	1 杯 / 140 克	8	3 杯 / 720 毫升	是	2 又 1/ 2 杯 / 600 毫升

* 以必須煮熟的食材製作植物奶：先浸泡（參考 22 頁），再煮熟，加水，攪打並過濾。

強健的益生菌

固定攝取富含益生菌（發酵）的食物對健康很有幫助。人體內的生態系統複雜又精細，有幾百種的微生物，好菌和壞菌不停地爭奪主權。健康的時候，積極生存的好菌（最常見的是酸乳桿菌和雙歧桿菌）夠強壯，足以打敗邪惡的敵人。

補充益生菌是維持平衡的體內生態和整體健康的關鍵。含有益生菌的食物有助於打造礦物質豐富的鹼性血液，吸收蛋白質，促進消化，打敗疾病及排毒。

然而，我們都太忙碌了，在外來因素影響之下維持這種平衡很困難。環境中的污染源和化學物質，糟糕的水質和空氣品質，殺蟲劑，懷孕造成的賀爾蒙改變，女性使用的避孕劑，食物的防腐劑及抗生素的使用，擾亂體內的腸道菌叢生長。

當體內的系統失去平衡時，致病的細菌吞噬體內營養素，釋放出有毒廢物削弱人體的免疫力，讓頑強的寄生菌和真菌掌握大局。

為了積極掌握健康，我特別注重攝取富含益生菌的食物，作為低糖、高維生素和礦物質鹼性飲食的一部份。

我選擇克菲爾（我偏好椰子水和杏仁奶口味）和發酵蔬菜補充天然的益生菌。為了促進吸收，再搭配高品質的益生菌粉補充錠並攝取益菌生食物（刺激益生菌增長並維持健康的消化菌叢），我最喜歡的益菌生食物是陸地與海裡的新鮮蔬菜及發芽食物（請見 23 頁）。

附註：我的某些果昔食譜裡可選擇添加益生菌粉（吃不出味道）以平衡糖份。我喜歡的強效益生菌需要冷藏保存，避免攝取膠囊，因為膠囊外殼不好消化。但如果你使用膠囊益生菌，只要打開倒出粉就好。我一天吃 1/2 小匙。

克菲爾優酪乳

健康食品店可以買到克菲爾優酪乳，請詳讀外包裝確認產品的內容，有些品牌加了精製糖和添加物。自製克菲爾優酪乳可掌握品質和味道。

只要加入發酵劑或克菲爾粒及一點天然糖餵養，任何植物奶、椰子水和清水都可以變成克菲爾優酪乳。若不採用克菲爾發酵劑，益生菌粉會是個簡單好用的純素選擇，可做出一致的成品（請見 23 頁）。克菲爾發酵時間的長短依基礎食材和所使用的發酵劑而定。

我喜歡克菲爾椰子水，蛋白質豐富的提神造血飲品，富含鹼性礦物質。它能補充大量的維生素 B_{12}，有助於抵抗疾病紅血球的生長、促進消化和調節腸胃。也能改善視力，強化毛髮和指甲，去除疣和痣，撫平肌膚和淡化斑點。

身為克菲爾的長期擁護者，我可以做見證。習慣微酸的味道後，我把克菲爾椰子水當作健康且不會喝醉的氣泡飲或香檳調酒。它的效果很驚人，早上和睡前各喝半杯（或 1 杯加入低糖水果和無酒精甜菊液）就夠了。要達到最好的效果，睡前喝下克菲爾優酪乳，讓益生菌在體內好好開個繁殖派對。真的不要喝太多，我曾經喝過頭，不知道在廁所裡和馬桶相處了多久的時間。

活性發酵蔬菜

我每一餐都會吃這種超強大的食物。基本上就是室溫發酵後產生健康益菌的生菜絲（高麗菜、胡蘿蔔、甜菜根、洋蔥、大蒜、香草和其他）。（就像是少了鹽、高溫殺菌和烤香腸的德國酸菜，或沒有韓國辣椒的韓式泡菜）不必加發酵劑，食材自己會發酵。

很多人拒絕吃味道強烈的食物，發酵？超噁心。但這種富含礦物質的蔬菜又軟又酸很美味，搭配著吃很新奇。鹼性能幫助消化（特別是蛋白質），排除毒素，復原細胞組織。和蛋白質及澱粉搭配也是很好的組合。

製作發酵蔬菜只要花 30 到 40 分鐘的工夫，等待幾天到一週的發酵時間就完成了。配其他菜色食用很美味，這些蔬菜比益生菌粉便宜而且更有效。（我最喜歡的食譜請見 84 頁。）

附註：發酵食物適合消化系統敏感及免疫系統脆弱的人，因為糖份已經先消化並轉化成乳酸，食物變得溫和不傷身。醫生建議服用抗生素後攝取益生菌，幫助恢復體內健康。

紅辣椒粉

這是增強益生菌最好的方法。我最喜歡的牌子是「凱燄」（Cayenne）。雖然紅辣椒粉本身益生菌含量不高，但對益生菌友善，有助於刺激氫氯酸分泌。氫氯酸是消化的重要角色，能促進益菌繁殖。紅辣椒粉也是為菜色增色的調味料。因此，這種辣椒粉經常出現在我的食譜中。

礦物質豐富的益生菌食物能提升整體健康。然而，不正確的食物搭配反而會助長腐化作用，供給壞菌和酵母營養，使補充益生菌的效果適得其反。

出色的食物搭配

食物搭配是一種飲食方式，建立於人體一次只能最佳地消化一種濃縮食物的前提下。濃縮食物通常是指澱粉和蛋白質，基本上就是水果和蔬菜以外的所有食物。消化澱粉質（穀物、馬鈴薯和其他根莖類食物）需要鹼性環境，然而分解蛋白質的酵素在酸性環境中最活躍。如果同時吃下澱粉和蛋白質，代表要求消化系統同時呈現鹼性和酸性。很可惜，西式菜色搭配往往如此。傳統馬鈴薯配肉類的一餐讓消化系統中和，肉或馬鈴薯都沒有被妥善吸收而造成腐化，滋生酵母和細菌。這種連鎖反應會干擾我們吃下的所有食物，也許感覺不到，但會出現脹氣和消化不良的反應。我就是這樣。曾經吃太多的扁豆害我狂放屁，我阿姨每年都不遺餘力地找一張主題是放屁的生日卡給我，並寫下全家人祝我早日康復的祝福。聽膩了？也許吧，但這太常見了。正確的食物搭配不只終結了我的屁，也增強了我的營養吸收，讓我更有精神。

吃完東西會覺得疲累或昏昏欲睡？消化就像做運動，可能比劇烈運動更費力。如果我們幫忙腸胃一下，就不會讓自己精疲力竭了。不良的消化會減少活力，更糟的是損害人體非常重要的復原和排毒器官—肝臟。

雖然這本書裡不是每個食譜都符合食物搭配原則，但我盡量運用於日常生活飲食中。有些很棒的書（請見 210 頁）提供簡單易懂的搭配

方法，然而我相信生物獨特性，並根據經驗和感受建立個人習慣。我注意食物搭配，但不會墨守成規。我跟大家一樣自由地煮菜和外食，嚴格的規定太無聊了。記住幾個基本原則再自己實驗看看。

食物搭配不只是辨認濃縮食物這麼簡單，也有些子分類的食物該搭配特定的種類。我會介紹我遵守的原則，這些搭配只是個人建議和觀察，請找出最適合你的方式。

有人是午前果食主義者

食物搭配的純粹主義者説水果最好單獨吃。肝臟在午夜到中午之間最費力排毒，消化水果不需要肝臟運作，為了達到最好的排毒效果，傳統的食物搭配者上午只吃水果。經過一整夜的休息後，水果是補充液體的好來源，能快速從胃部流到小腸。水果早餐讓腸胃準備好迎接更豐富的午餐。

我早上的確吃不多，但我不是食物搭配的基本教義派。首先，我會喝兩杯加了現榨檸檬汁的溫開水補充水份（用吸管喝以保護牙齒的琺瑯質）。除了補充鹼性（檸檬消化後變成鹼性），也能促進消化系統蠕動，傳達食物快進來的消息。接著，我再喝幾杯加了液態葉綠素的水幫助造血（請見 36 頁）。壓力大的時候，我會喝稀釋的黑醋栗汁鎮定腎上腺。感覺餓了，就喝一大杯鹼性蔬果昔（我最喜歡菠菜、黃瓜、椰子、酪梨、萊姆和甜菊的組合）或吃水果沙拉。番茄、黃瓜、酪梨也算水果，早餐吃沙拉有利於保持血糖穩定。

但這種早餐模式不是人人都適合，特別是一開始這樣吃的時候會覺得很餓。有人早上需要比較溫暖或有飽足感的食物，如果你是這樣，請先吃水果或蔬果昔，半小時候再吃其他東西（如果早餐裡有香蕉、洋梨或酪梨，請等 45 分鐘）。

主要原則是酸性水果（葡萄柚、奇異果和草莓）可以搭配酪梨、椰子、椰子卡菲爾優酪乳、發芽堅果和種籽之類的蛋白質油脂。酸性和略酸的水果，例如蘋果、葡萄、洋梨，可以和起司一起食用。蔬菜類水果（酪梨、黃瓜、番茄、甜椒）可以搭配水果、蔬菜、澱粉和蛋白質。我也發現蘋果和生蔬菜很搭。綠葉蔬菜（菠菜、羽衣甘藍、甘藍菜）和上面提到的蔬菜類水果是我的基本組合。它們和任何食材都很搭，我會打成蔬果昔、冷湯和沙拉。瓜類是所有食物中消化最快的，食物搭配有個格言是「單獨吃瓜」。瓜和其他水果一起吃對我來説沒問題，但請找到適合你的方式。

可惜的是，甜味水果不適合和 3 到 5 小時才能消化完畢的濃縮澱粉跟蛋白質搭配。水果常被視為排毒好物，但一旦捲進濃縮食物的漫長消化過程，水果會腐化並製造酸和酒精，滋生酵母和細菌。吃完澱粉或蛋白質後，最好等 5 小時以後再吃水果。

好的食物組合

綠葉蔬菜配任何食物

蛋白質加脂肪和油脂

蛋白質油脂配酸性水果

蛋白質油脂配非澱粉類蔬菜

蛋白質油脂配海菜

蛋白質配非澱粉類蔬菜或海菜

澱粉類蔬菜和穀物配非澱粉類蔬菜或海菜

我適合蛋白質配非澱粉類和海菜

吃下濃縮蛋白質（肉、魚、蛋、豆腐、天貝）後，胃部會分泌氫氯酸和消化蛋白質的胃蛋白酶酵素（enzyme pepsin）。之前提過，這種環境不適合消化澱粉。蛋白質最好搭配非澱粉類蔬菜，例如菠菜、胡蘿蔔、洋蔥、綠花椰菜，或能在適合澱粉或蛋白質環境，都能順利消化的海菜（紫菜、昆布、裙帶菜、荒布、鹿尾菜和紫紅藻）。吃完蛋白質後等 4 到 5 小時再吃澱粉。

澱粉配非澱粉類和海菜也很好

馬鈴薯、玉米、新鮮豆類、南瓜和朝鮮薊等非穀澱粉類，可以搭配米、藜麥、小米、蕎麥、莧菜籽或其他穀物。這些澱粉類食材也很適合非澱粉類蔬菜，例如綠葉蔬菜和海菜。蔬菜咖哩穀物飯、茄汁義大利麵、烤馬鈴薯配沙拉或涼拌捲心菜這些經典組合，不只味道和口感相呼應，還有健康的原因。

蛋白質油脂配非澱粉類和海菜

蛋白質油脂包括酪梨、堅果、種籽、起司和橄欖，這些食材最適合搭配海菜和其他非澱粉類蔬菜及酸性水果。我把酪梨加進蔬果昔裡，用堅果和種籽一起做甜點，搭配沙拉和非澱粉質蔬菜食用。

蛋白質澱粉酌量攝取

被歸為蛋白質澱粉（是蛋白質也是澱粉）的豆類不易消化，加一條昆布浸泡乾豆類有助於緩和排氣。蛋白質澱粉可能還是會造成消化問題，最好不要多吃。搭配海菜等非澱粉類蔬菜食用。

這些規則聽起來很麻煩，但有些百搭的美味食材：蔬菜類水果和綠葉蔬菜。非澱粉類食物，包括海菜，也幾乎能搭配所有食材。所以食物搭配其實沒那麼嚴格，只需要花點時間考慮飲食的時間、種類和方法，而不是「不能吃某種食物」。一旦嘗試過，你可能會不敢相信身體變得多舒服。同樣地，在飲食中加入鹼性食物，也比看起來更簡單美味。

附註： 加工食物有很多不好的副作用，主要是因為大多數都含糖。糖和所有食物都不搭，所以越少吃加工食物，人生就會越快樂。

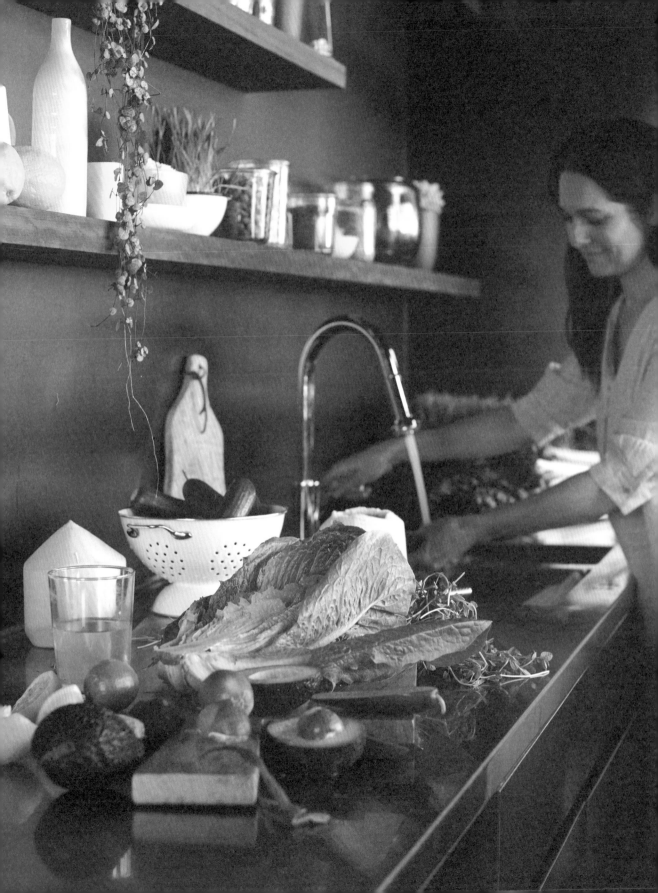

如天使般純淨的鹼性食物

羅伯特陽（Robert O. Young）醫生的《酸鹼值的奧妙》（*The pH Miracle*，暫譯）這本書，讓我了解到鹼性的絕妙健康效益。我的伴侶史考特被診斷出甲狀腺癌，陽醫生開給他鹼性飲食的藥方，對他的健康恢復有極大的效果。史考特和我為《酸鹼值的奧妙》有聲書配音，我們得知很多聽眾開始採用鹼性飲食後，健康也都有極大的進展。

體內的酸鹼值平衡是維持人體健康的一大關鍵。不同部位的體液有不同的酸鹼值，但人體血液理想的平均值是微鹼性的 pH 7.365。

這就是困難的地方了。人體的組成是鹼性，但作用是酸性。人體必須維持鹼性狀態才能發揮最大的功用，但其作用產生的物質都是酸性。所以，我們必須幫助自己的身體保持鹼性。

酸鹼值是什麼？

又稱為「氫離子濃度指數」，為酸鹼度的衡量標準。酸鹼值從 0 到 14，數值低於 7 是酸性，高於 7 為鹼性或中性。酸鹼值和芮氏震度一樣是對數，數值高低代表十倍的不同。所以 pH 9 不只比 pH8 多了一點鹼性，而是多了十倍。

正確的酸鹼值絕對是身體健康的關鍵。污染物、身體及心理壓力、負面情緒、處方藥或非處方藥等無數的因素，都會造成人體偏酸性。我們的身體很聰明，保留了鈉、鈣、鉀和鎂等離子（最適合中和酸性）當作緩衝液。維持或增強這些重要的元素，能防止病原體生成，有助於排毒和減少細胞及組織的壓力。結果會獲得富含礦物質的血液、強健的體能、旺盛的精力、提神醒腦並更有力對抗疾病和感染。除此之外，鹼性緩衝液能增進身體、指甲和毛髮的健康，真是太完美了。

附註：常令人混淆的是某些如檸檬、萊姆等水果，在自然界是酸性，但進入人體後卻會轉為鹼性。

如何測量酸鹼值

測量人體酸鹼值有幾個方法：由專業醫師進行血液分析，或自行測量唾液和尿液。大多數藥局和網路都可買得到酸鹼值試紙，唾液的酸鹼值（把試紙放在舌頭上測量）往往有較多變數，不如尿液測試精準。測量尿液時將試紙浸入晨尿樣本中，或直接尿在試紙上（只需要一開始的幾滴尿）。最佳結果為 7.2 左右，如果測量結果低於 7.0，可以趕快吃黃瓜、酪梨或蘆筍等鹼性食物，或喝下 6 盎司混合礦物鹽的水（請參考第 208 頁的鹼性食材來源）。

中和 1 個酸離子需要大約 20 個鹼離子，數量差距如此之大，我們需要召集所有的鹼性物質幫忙。健康的鹼性體質得靠健康的鹼性生活方式來維持。從食物選擇開始，食用大量鹼性食材：礦物質豐富的綠葉及非澱粉類蔬菜，檸檬、萊姆和葡萄柚等低糖水果，酪梨、椰子、發芽種籽和堅果、冷壓油、礦物鹽和鹼性水。這些食材帶給人體電解質，增強鹼性緩衝液，削弱讓我們生病的有害物質。

綠葉蔬菜等高葉綠素的食物，鈣質和鐵質含量豐富，有助於提升血液品質並增加血紅素細胞的氧含量。體內氧含量越高，製造的酸性物質越少。

走路、彈跳（在小型彈跳床上跳躍）、深呼吸、伸展和瑜珈等運動，有助於提升鹼性，能增進淋巴循環，排除酸性物質和毒素。壓力是酸性的，保持正面的態度很有益處。

以下介紹幾種鹼性的好食材。

富含葉綠素的食物

這個種類包含多種完美的食材，例如綠葉蔬菜（羽衣甘藍和菠菜）、海菜、綠芽菜、穀物草（小麥、燕麥和大麥）、巴西利葉或芫荽葉等香草、青豆、蘆筍及芹菜。富含維生素、礦物質、纖維質、抗氧化物、抗菌及抗微生物素，這些蔬菜提供益菌喜愛的氧氣，也有助於排毒、細胞再生及補充水份。高葉綠素的飲食能幫助血液細胞傳送氧氣，事實上，葉綠素和人體血紅蛋白裡的血紅蛋白分子組成非常類似，二戰時缺乏血漿，醫生便運用葉綠素輸血。

我一整天都喝稀釋液態葉綠素補充葉綠素的攝取，從 1 大匙配 16 盎司（240 毫升）的水開始慢慢增加。我不使用含有葉綠酸的產品，這種半人工合成的鈉銅衍生物比較便宜但效果不好，而且品質令人懷疑。我在水和蔬果昔裡加入濃縮綠葉粉（包含以上列出的各種葉綠素豐富的食物）（請見 63 頁）。

綠色蔬菜能中和酸性，不需耗費太多精力就快速消化，含有珍貴的活性酵素、維生素和礦物質。打成汁可增強身體機能，淨化器官、腺體和細胞。鹼味的低糖果汁和果昔對加強免疫力極有效。然而，高糖果汁和果昔會助長酸性，所以我酌量飲用。為了中和酸性副作用，可根據味道加入蘋果醋、檸檬汁、礦物鹽或益生菌粉搭配。

酪梨

酪梨是世界上最好的食物之一，含有豐富的維生素、礦物質、好消化的脂肪和蛋白質。它也有神奇的抗氧化營養素穀胱甘肽（glutathione），能修復細胞和組織損傷，減緩發炎症狀，淨化呼吸道，調節新陳代謝。我每天都會在果昔、沙拉、捲餅和其他菜色裡加幾顆酪梨。

番茄

番茄生食時是強鹼性，烹調後略帶酸性。番茄搭配酪梨食用能提升營養價值的生物可利用率。酪梨塊、番茄、橄欖油、檸檬汁和鹽做成的沙拉，是礦物質豐富且補充鹼性的好料理。

檸檬、萊姆和葡萄柚

這些柑橘類的化學定義是酸性，但因為富含礦物鹽，代謝後能鹼化體質。擠汁淋在食物上、加入飲水中或把果汁和果肉加入果昔、沙拉、湯和其他菜色裡，對人體非常有益。

黃瓜

我最常吃的食物之一，小黃瓜富含鹼性礦物質，味道溫和，熱量低，可以做很多變化，也

是世界上水份最多的食物之一。我加入果昔和果昔裡中和甜度、拌進沙拉或沾醬吃。

活性芽菜

富含維生素、礦物質及完整蛋白質，活性芽菜是神奇的食物，能把鹼性生命能量轉換到人體。芽菜也能增加飲食的變化，不只是豆類和種籽，穀物和堅果也能發成芽菜食用（請見23頁）。

健康油脂

人體需要的重要脂肪酸 omega 3、6、9 存在於冷壓油（椰子、酪梨、大麻籽、亞麻籽、葡萄籽和橄欖）、生堅果種籽、橄欖、水果和蔬菜中。它們能強化細胞、潤滑關節、保護身體、排除酸性及提供能量。這些植物性油脂都是天然鹼性物，我把握每個機會把它們加入飲食中。

水

水對人體運作非常重要，藉由汗腺、膀胱和腸道中和及排除酸性。人體有 70% 是水，日常生活會消化水份。成人一天的呼吸、睡眠、活動、流汗和排尿，平均消耗 3 公升的水份。盡量多吃含水量高的食物（葉菜、蔬菜和低糖水果）和一天至少喝 8 到 10 杯的水是補充水份的關鍵。

最好的水是含氧、淨化過的鹼性離子水。買離子水器接在水龍頭是明智（但很貴）的投資，平價的替代方式是使用附鹼性濾嘴的攜帶式水壺（請見上方的附註）。

過濾水

我使用過濾水，因為口感、效果和對人體都比較好。買濾水器和離子水機可能跟養車一樣貴，但也可以使用附可更換式濾嘴的平價攜帶式水壺。水質依地區的不同差異極大，適合的濾水器也各有不同。當然可以用自來水製作我的食譜，但你的身體將負責過濾的工作。

不管喝哪種水，都可以加入酸鹼液調節鹼性，在網路和健康食品店買得到這種溶液（含有碳酸氫鈉和碳酸氫鉀、氯化鈉或亞氯酸鈉）。要注意的是這種溶液可以中和酸鹼值，但不能過濾或淨化水質。

附註：蒸餾水有助於排毒，但它的電解質已被去除且不含礦物質，並不適合每天飲用。

鹽

人體生存除了水及氧氣外還需要鹽，成年人體內大約有 1 磅的鹽，且全身體液都是鹹的。礦物鹽（含有碳酸氫鈉、碳酸氫鉀、氯化鎂和氯化鈣）能增強血液，這些電解液將電解質傳遞到全身，有助於維持鹼性及鹼性緩衝液。

考量到我們經常聽到鹽對身體的壞處，這種說法聽起來也許很瘋狂。一般的食鹽（高度精製、以化學物質淨化、漂白、礦物質流失）的確有害，通常都含有添加物、防腐劑、氟化物、葡萄糖、氫氧化鋁和防結塊劑等物質，得耗費大量精力代謝排出。然而，天然、未精化、富含礦物質的鹽是另一回事。

高級的海鹽和喜馬拉雅晶鹽是好選擇，更好的是之前提過的礦物鹽。這些鹽能鹼化體質，調節消化、循環和淋巴系統。可以將這些鹽用水稀釋飲用，如果找不到這些鹽（而且通常很貴），用 16 盎司（240 毫升）的水加 1 小匙的碳酸氫鈉（小蘇打），一天喝幾杯也很有效。另外，液態礦物鹽膠（含碳酸氫鈉和碳酸氫鉀）可以噴在食物上或直接服用。

酸是我們的大敵。酸會弱化人體，寄生蟲、酵母、真菌、細菌、病毒和癌細胞都愛酸性環境，藉此毒化胰臟和肝臟，使腎上腺及甲狀腺精疲力竭，吞噬人體儲存的精力。

鹽

我使用凱爾特海鹽（Celtic sea salt）或喜馬拉雅晶鹽，兩種都是從海裡或地底直接採集未加工的完全鹽。富含鹼性礦物質，這些鹽能提振精力，補充電解質，對抗細菌感染並幫助消化。這些鹽比一般食鹽好吃也能提味，特別是搭配水果和蔬菜。食譜中的鹽量是依高級鹽計算的，若使用一般食鹽（加工過且通常含有添加物）請先從一半的量開始斟酌調味。

人體的鹼性礦物質不足時，會從血液、骨骼、軟骨和肌肉萃取，造成慢性酸中毒的不良循環。血液將多餘的酸灌入組織，淋巴系統盡力中和負荷過度，再將酸流回血液中。這會造成肝臟、腎臟和結締組織疲勞，循環系統無法應付，多餘的酸沉澱成腫瘤、息肉、囊腫或其他心臟、肝臟、胰臟及腸道的腫塊；也會沉積在胸部、屁股、大腿、腹部和腦部的脂肪組織中。慢性酸中毒一點一滴地損害人體，造成慢性發炎、礦物質缺乏並使疾病增生。光想就覺得夠恐怖了。

也許你正急忙地找小蘇打粉、天然鹽和檸檬，想當掉昂貴家當買台電解水機，也考慮狂吃生菜、發芽和富含益生菌的食物；同時發誓這輩子都戒掉糖和搭配不當的食物。但這個故事想告訴大家的重點是均衡，以及多吃蔬菜。

現在拿出果汁機，快樂地料理吧！

天然甜味劑

根據菜色選擇合適的天然甜味劑。如果質地很重要，請用液狀甜味劑。甜味劑搭配適當能達到極佳的效果，替換時最好以液體代替液體，顆粒換成顆粒，粉類改成粉類。

甜菊是天然的無熱量無蔗糖香草，不會影響血糖濃度，是很好的鹼性蔗糖替代品。具有抗菌及抗發炎性，甜菊是調節身體機能及提振精神的有力補品。以碎葉狀、粉狀或液狀販售，甜菊是當紅商品，適合用於熟食或生食中。（在鹼性的裸食食譜中我選用無酒精甜菊，含酒精的甜菊不是裸食）。我偏好可以一滴一滴測量的液狀，使用的品牌是 Sweet Leaf，也有製造巧克力、香草、焦糖等調味無酒精甜菊液。Nu Naturals 也是很棒的廠牌，我使用他們的檸檬和柳橙口味產品。

使用甜菊粉容易過甜，可將 1 小匙的粉加入 3 大匙的水調成自製甜菊液。1 小匙這種液體的甜度相當於 1 杯（200 公克）的糖。純甜菊的甜度驚人，大約比糖甜 300 倍，使用量過多會有苦味。我在鹼性果汁、果昔和滋補飲中加入少量甜菊，和其他甜味劑或強烈的調味一起製作甜點。請注意標示，很多甜菊都有添加物。

楓糖漿帶有美味的煙燻味，購買容易且用一般的果汁機就能打勻。它的味道很突出，請先小量使用再慢慢增加。

椰子糖漿和生龍舌蘭糖漿可以代替許多食譜裡的甜味劑，龍舌蘭的糖成份是否有問題仍是個謎，所以我只在需要味道溫和或色澤清淡的食譜中少量運用。

天然未經硫化的**黑糖蜜**富含鐵、鈣和鎂，是唯一的鹼性糖。黑糖蜜的味道濃烈，所以我少量地與其他甜味劑一起使用，例如味道相當清淡的**糙米糖漿**。

去籽**椰棗**是很好的味道基礎，我經常使用。椰棗不容易打勻，需要事先浸泡。

我選擇的顆粒狀甜味劑是**椰糖**，升糖指數低且風味醇厚，往往讓成品呈現焦糖般的味道。

蘋果、洋梨、柳橙、葡萄和鳳梨等**水果和果汁**，可當作調味的多樣化選擇，加一點就夠了。蘋果泥和其他果泥也很好用。

胡蘿蔔汁有令人驚喜的甜味，**堅果醬和椰子肉**也是。這些食材有助於中和鹼性料理裡甜菊的苦味。

玫瑰水能增加天然的奢華風味，也是個絕妙選擇。

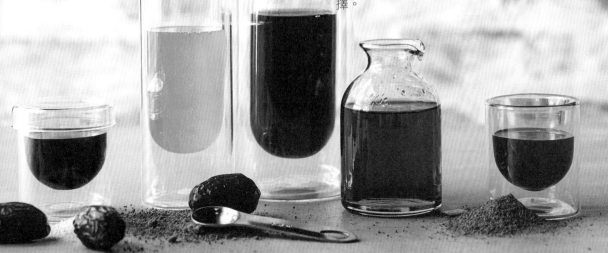

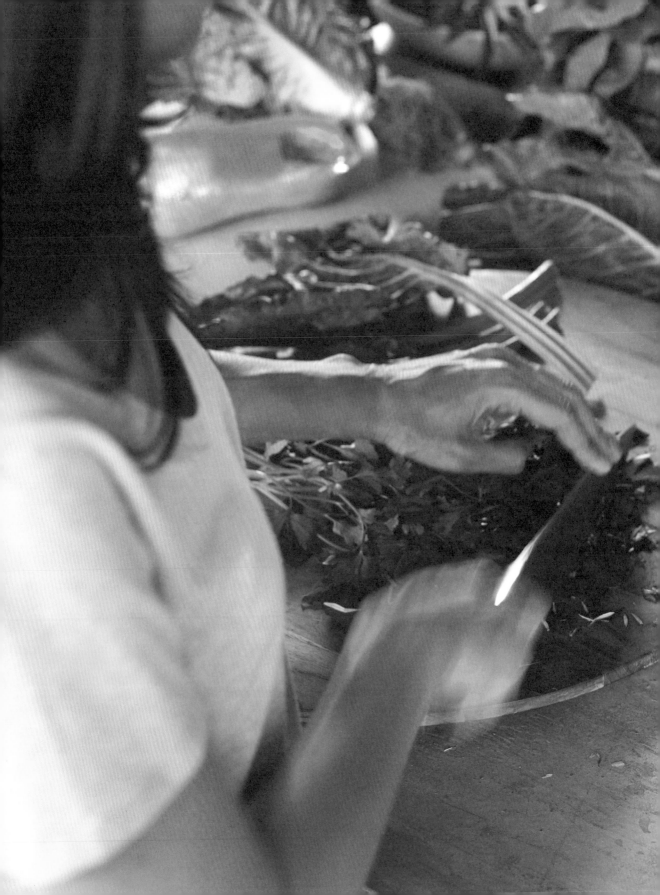

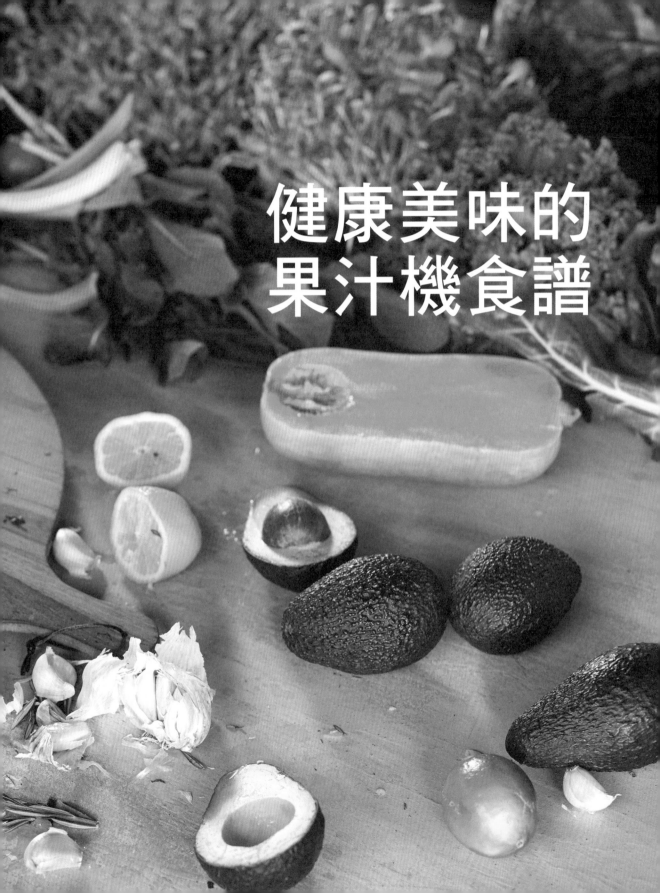

健康美味的果汁機食譜

第三章

果昔和奶昔

這款美味的奶昔，吃起來就像融化的起司蛋糕，即使是戒斷乳製品的人也能大滿足。為了得到最佳口感，堅果必須先浸泡。我曾為 Driscoll's 莓果設計了一個類似的食譜，參加他們的 Vitamix 果汁機大賽。當他們的電子報公布這道食譜時，官網立刻流量暴增，後來還當機了，所以你知道厲害了吧。

用喝的
覆盆子檸檬起司蛋糕

2 人份，但你可能更想獨吞

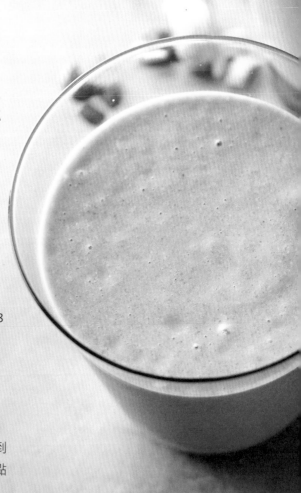

1 杯（240 毫升）椰子水

½ 小匙益生菌粉（可省略，請見 30 頁附註）

3/4 杯（105 克）生無鹽腰果，泡軟（請見 22 頁）

1 杯（160 克）新鮮或冷凍的覆盆子

1/2 根香蕉

3 大匙現榨檸檬汁，並視口味斟酌

1 大匙純楓糖漿，視口味斟酌

1 小匙無酒精香草精

1 小撮細檸檬皮屑，視口味斟酌

1 小撮天然鹽（提味用，可省略，請見 38 頁介紹）

1 杯（125 克）冰塊（若使用新鮮覆盆子的話再多加一點）

把所有食材丟進果汁機，高速攪打 1 分鐘，直到綿密柔滑。可斟酌調味（根據個人喜好，多加點檸檬汁、甜味劑或檸檬皮屑）。

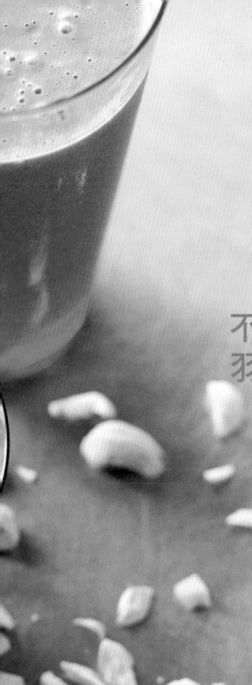

我最喜歡的裸食餐廳 SunCafe，以一個類似的配方，贏得了 SeriousEats.com 主辦的「洛杉磯最好喝的果昔」大獎。我不太確定他們的冠軍配方中到底加了什麼，但跟這個食譜滿像的。嚐一口你就會知道，為什麼害怕羽衣甘藍的肉食者願意在 SunCafe 門口排隊或違規停車，就為了進去喝一杯。這個「羽衣甘藍霜淇淋」也是我的網站上最受歡迎的食譜。

不惜違規停車也要喝到羽衣甘藍霜淇淋

2 人份

1/2 杯（120 毫升）水

1/2 小匙益生菌粉（可省略，請見 30 頁附註）

1/2 杯（70 克）生無鹽腰果，泡軟（請見 22 頁）

1 杯（25 克）撕碎的綠捲葉羽衣甘藍（1 到 2 片去梗大葉子，撕成小片），視口味斟酌

2 根新鮮或冷凍的熟香蕉

1/4 杯（43 克）切塊去籽椰棗，泡軟（見 22 頁）或 1 大匙純楓糖漿，視口味斟酌

1/2 小匙無酒精香草精

2 杯（250 克）冰塊（如果使用冷凍香蕉就少加一點）

1/2 小匙薑末，視口味斟酌（可省略）

照順序把所有食材加入果汁機，攪打 1 分鐘左右直到柔滑綿密。可斟酌調味（根據個人喜好，多加點羽衣甘藍、甜味劑或薑末）。

附註：若使用一般的果汁機，使用楓糖漿或把椰棗切成細碎，會達到最綿密的效果。

這個食譜是我最喜歡的蔬果昔之一，味道豐富又不會讓人發福。多層次的風味在舌尖熱舞，輕快地滑過喉嚨再按摩你的肚子。堪稱是最好喝的鳳梨騷莎，千萬不要錯過這道食譜。

在你的舌尖熱舞
鳳梨騷莎

2 人份

1 杯（240 毫升）椰子水或水

2 又 1/2 杯（400 克）新鮮或冷凍的切塊鳳梨

1 杯（43 克）嫩菠菜

1 又 1/2 小匙切碎的紫洋蔥，視口味斟酌

2 大匙切塊的黃瓜

1/4 杯（7 克）切碎的芫荽葉

1 小匙切碎的墨西哥辣椒，視口味斟酌

2 大匙現榨萊姆汁，視口味斟酌

1 小撮細檸檬皮屑

1 小撮天然鹽（提味用，可省略，請見38頁介紹）

1 杯（125 克）的冰塊（如果使用冷凍鳳梨就不用加）

天然甜味劑（可省略，請見 39 頁）

照順序把所有食材加入果汁機，攪打 1 分鐘左右直到柔滑綿密。可斟酌調味（根據個人喜好，多加點洋蔥、墨西哥辣椒、萊姆汁、鹽或依照鳳梨的熟度添加甜味劑。我通常不需要加，但每個人不一定）。

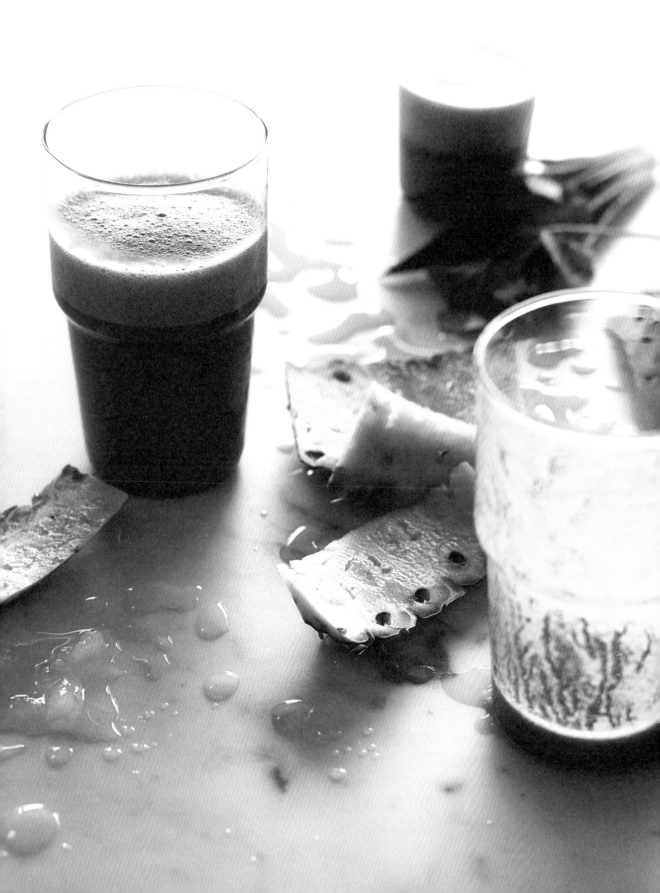

這個好喝到不行的鹹蔬菜汁可以當冷湯享用。多層次且令人滿足，豐富的味道在口腔裡爆發，騷動著喉嚨直到再喝下一口。這道料理可當作一頓正餐。

辣味在口腔爆發
西班牙冷湯

2 人份

4 顆各切成 4 大塊的番茄

1/2 顆紅甜椒，去籽切 4 塊

1/2 根去皮切塊的黃瓜

1/2 顆削皮去核的酪梨

1 大匙切碎的紫洋蔥，視口味斟酌

2 大匙切碎的芫荽葉

2 大匙現榨萊姆汁，並視口味斟酌

1/2 小匙天然鹽，並視口味斟酌（請見38頁介紹）

1/2 小匙現磨黑胡椒

1 小撮辣椒片（可省略，但加了更好吃）

1 杯（125 克）冰塊

把番茄丟進果汁機，再加入其他的食材，高速攪打 30 至 60 秒直到綿密柔滑。可斟酌調味（根據個人喜好，多加點洋蔥、萊姆汁或鹽）。

這款果昔味道像冰淇淋，是菠菜、杏仁醬和大麻籽組成強大的蛋白質發電機。洋梨搭配其他食材帶出醇厚的味道，再用薑提味。如果使用的洋梨很甜，可以不加椰棗。果昔放一陣子後薑味會變柔和，如果不喜歡刺激的薑味，打好果昔後冰半小時再飲用。

蛋白質發電機
菠菜杏仁洋梨果昔

2 人份

1 杯（240 毫升）無糖杏仁奶或大麻籽奶（自製的話請過濾）

1/2 小匙益生菌粉（可省略，請見 30 頁附註）

1 大匙純素香草口味的高蛋白粉（大麻、米或其他）

3 顆熟洋梨，保留外皮去核切塊

2 杯（68 克）嫩菠菜

1/2 根香蕉

2 大匙生杏仁醬（不要用花生醬會太搶味）

1 大匙現榨萊姆汁，並視口味斟酌

2 小匙薑末

1 小匙去殼大麻籽

1 小撮天然鹽（請見 38 頁介紹）

1 杯（125 克）冰塊

1 顆去籽的椰棗，泡軟（請見 22 頁）

把所有食材丟進果汁機，高速攪打 30 至 60 秒直到綿密柔滑。可依據個人喜好增加萊姆汁。

高蛋白粉

在日常飲食中加入高蛋白粉，最簡單的方式就是打進果昔裡。請找以有機、裸食、發芽的材料製作而成的產品，無額外的添加物、防腐劑或甜味劑。我發現以味道和口感來說，蛋白粉加得越少越好。我從 1 小匙開始慢慢添加，通常使用原味大麻籽蛋白粉。

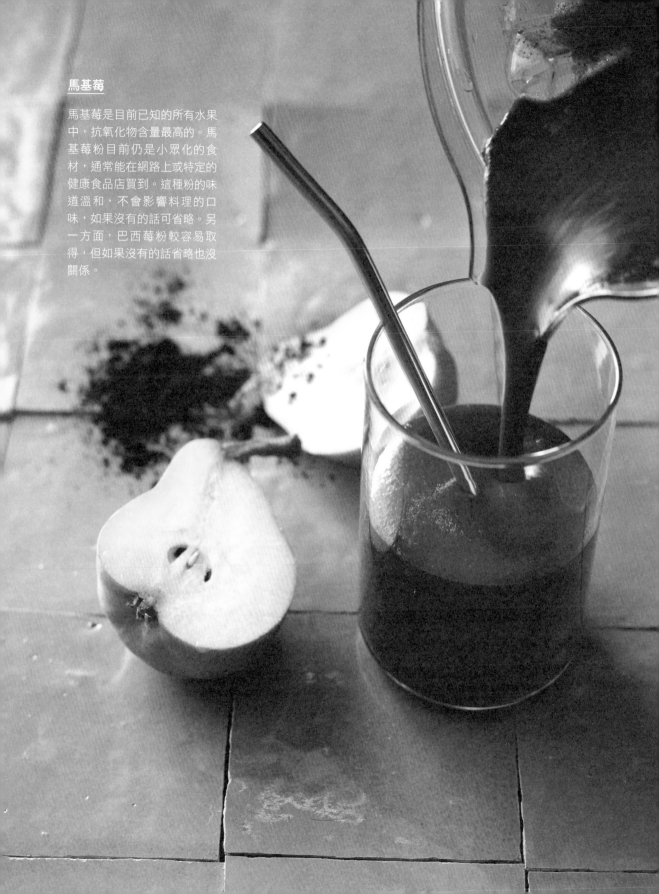

馬基莓

馬基莓是目前已知的所有水果中，抗氧化物含量最高的。馬基莓粉目前仍是小眾化的食材，通常能在網路上或特定的健康食品店買到。這種粉的味道溫和，不會影響料理的口味，如果沒有的話可省略。另一方面，巴西莓粉較容易取得，但如果沒有的話省略也沒關係。

我把這道強大的果昔當作盔甲，喝下這些抗氧化物豐富的食材，誰也攻擊不了你！在夏天飲用時可以加點甜味劑，省略柳橙皮、肉桂和薑。但這些溫暖的香料和莓果搭配起來無敵好喝，能融合所有的味道，讓這杯果昔從好變成超棒。巴西莓和馬基莓可省略，但他們有珍貴的營養價值，我通常都會加。如果沒加這些超級食物或香料，可能不需要加椰棗。不管怎麼做，這杯飲料對你都很有益。

抗氧化復仇者聯盟
綜合莓果果昔

2 人份

1/2 杯（120 毫升）椰子水

1/2 小匙益生菌粉（可省略，請見 30 頁附註）

1 包（3.5 盎司 /100 克）冷凍巴西莓果肉，或 2 大匙乾燥巴西莓粉（可省略，請見前頁附註）

2 小匙馬基莓粉（可省略，請見前頁附註）

2 杯（320 克）新鮮或冷凍的綜合莓果（各 1/2 杯藍莓、黑莓、覆盆子和草莓）

1/2 杯（85 克）無籽紅葡萄

1 顆熟洋梨，保留外皮去核切塊

1/2 小匙薑末（可省略）

1/4 小匙肉桂粉（可省略）

1/2 小匙柳橙皮屑（可省略）

1 杯（125 克）冰塊

1 顆切塊去籽的椰棗，泡軟（可省略，請見 22 頁附註）

把所有食材丟進果汁機，高速攪打 30 至 60 秒直到綿密柔滑。依據個人喜好調整甜度。

果昔葵花寶典

無論是營養豐富的正餐、高蛋白的運動補給品或甜點，果昔味道搭配有無限可能，享用前還可以再斟酌調味。製作時很少碰到「無法挽回」的狀況，只要加片水果、一點果汁或果皮屑、巧克力、香料、香草或甜味劑，就能挽救一杯看似無法下嚥的成品。果昔的高可塑性，適合給小孩和新手自由發揮，增加料理的信心。

製作果昔時，我選擇的食材會考量營養及口味。基本果昔有三種必要素材：

- 液體——水、椰子水、果汁、奶、克菲爾優酪乳、紅茶菌氣泡飲、茶
- 基礎食材——水果、蔬菜、堅果、種籽、粉類補品
- 冰涼劑——冷凍水果或蔬菜、冰塊、調味冰塊、冰飲

用這些食材就能做出各種美味果昔，若想讓味道更令人驚喜，我有幾個製作完美果昔的秘訣。

本章果昔食譜闡述了我運用這些點子的方式，從只需少數食材和短時間，到使用十幾種食材且花費將近 15 分鐘的食譜都有。當作飲品，後者看來有些費工，但我把這些較複雜的果昔當作正餐，至少花半小時啜飲享用。（消化從口腔開始，打成汁大口灌下去不太好。）如果一天只用果汁機打一杯果昔，也就夠划算了。運用以下的秘訣製作自己的獨家配方，探索奇妙的味道組合。

混搭

使用多種水果和蔬菜，做出不同的口味、質地、顏色和營養。趁食材最熟且味道最醇美的時候採收，冷凍、燉煮或烘乾保存，整年都可以使用。洋梨或杏桃等無糖果泥，南瓜醬和蘋果泥等都能帶來絕妙的風味。

新鮮、冷凍、烤過或蒸過的蔬菜都可以使用。我最喜歡的新鮮蔬菜是綠葉類蔬菜、胡蘿蔔、洋蔥、青豆和可當作蔬菜使用的水果，如黃瓜、番茄和酪梨。冷凍蔬菜我選擇白花椰菜、綠花椰菜、青豆、球芽甘藍、菠菜和胡蘿蔔。熟蔬菜可選擇地瓜、南瓜、胡蘿蔔、甜菜根和白花椰菜。

蔬菜優先

有些水果甜度太高，為避免攝取過量的糖，我建議以含有大量綠葉菜及少量蘋果和檸檬的蔬果汁中和。這種鹹味的鹼性果菜汁，含有複雜的碳水化合物，比水果裡的糖份更慢吸收和代謝。冷藏後可當作冷湯料理的一部份。加幾把菠菜或蘿蔓生菜這類的淡味綠葉菜，也能減緩果昔造成的血糖飆升，既健康又幾乎不影響味道。加一滴蘋果醋或少許天然鹽，也能平衡酸性果昔。

乳香滑順

我追求滑順的口感。自製植物奶（請見 28 頁）、克菲爾優酪乳、紅茶菌氣泡飲、茶和胡蘿蔔汁，上述這些都和甜味果昔很搭。椰子水、清水或蔬菜汁是製作鹹味飲料時我常用的食材。優格和冰淇淋也能達到極美味的效果，但我極少使用，以避免過量糖份和添加物。

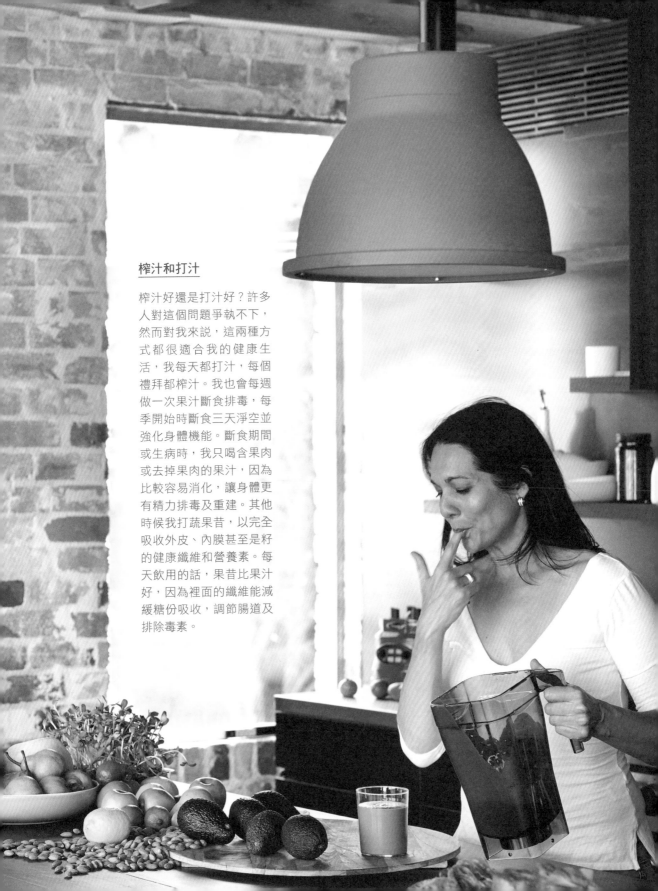

榨汁和打汁

榨汁好還是打汁好？許多人對這個問題爭執不下，然而對我來說，這兩種方式都很適合我的健康生活，我每天都打汁，每個禮拜都榨汁。我也會每週做一次果汁斷食排毒，每季開始時斷食三天淨空並強化身體機能。斷食期間或生病時，我只喝含果肉或去掉果肉的果汁，因為比較容易消化，讓身體更有精力排毒及重建。其他時候我打蔬果昔，以完全吸收外皮、內膜甚至是籽的健康纖維和營養素。每天飲用的話，果昔比果汁好，因為裡面的纖維能減緩糖份吸收，調節腸道及排除毒素。

香濃醇厚

要做出香濃醇厚的口感，可加入酪梨、椰子肉、椰奶、生腰果、夏威夷豆或杏仁。1 大匙白芝麻醬或杏仁、腰果、榛果、夏威夷豆、胡桃或葵花籽醬，可使味道和口感更濃郁。香蕉很適合，但味道太強烈，且含糖量高，其他口味重的水果，如芒果、鳳梨或桃子比香蕉稍微好一些，不過糖份也很高。煮熟的胡蘿蔔、地瓜、南瓜和白花椰菜是不錯的替代品。煮熟或泡軟的生穀類效果也很好，但別加太多，除非你想讓果昔變成放太久的燕麥粥。有機、非基改的發芽嫩豆腐也很好用，不過含有雌激素，可能會影響體內的賀爾蒙平衡，所以我很少用，也很少吃黃豆製品。

酸甜苦辣的調味

加一點甜味劑可以提味，或中和強烈味道。我常使用甜菊（請見 39 頁），不過很多人覺得甜菊的味道（類似人工糖）不符合天然甜味劑。我喜歡去籽椰棗、椰糖、椰糖蜜、楓糖漿、楓糖和蛋黃果粉（lucuma powder）。

薑、肉桂、肉豆蔻、綠豆蔻、薑黃、辣椒、紅椒及其他香料可為果昔提味，刺激淋巴系統，幫助體內排毒。芫荽葉、薄荷、羅勒、巴西利葉、蒔蘿等新鮮香草可增加絕妙的風味。大蒜能讓鹹果汁更有味道，和某些水果驚人地合拍，還能增強免疫力。香草、杏仁、檸檬、柳橙、榛果和薄荷等天然香精有畫龍點睛之效，一滴橙花水或玫瑰水能帶來異國風味。可可粉、天然調味的高蛋白粉也很常用。

果皮的妙用

檸檬和萊姆的汁與皮都能提味，為果昔增添酸味，是厲害的鹼性物質（請見 37 頁）。我通常會在蔬果昔裡加整顆去皮萊姆或一點檸檬汁。柳橙皮也很美味但太搶戲，下手不能過重。另外，蘋果（味道不像柑橘類那麼強烈）也能提味，並掩蓋菜味和土味。

堅果和種籽、高蛋白粉、超級食物

生腰果、夏威夷豆和胡桃的質地像奶油般香濃，能為果昔帶來美妙風味。其他如巴西果、杏仁和核桃之類的堅果，以及奇亞籽、花生、亞麻籽、大麻籽、南瓜籽、芝麻、葵花籽等種籽，能提升果昔的營養價值。可藉由浸泡，活化堅果和種籽的營養素（請見 21 頁）。

天然高蛋白粉中，我最喜歡大麻籽，但混搭不同的口味和營養也很有趣。請使用以發芽品質良好之生食材所製作的產品。質地很重要，可惜許多品牌的高蛋白粉都太粗糙（請見 209 頁採購指南）。加太多高蛋白粉會有粉味，會搶掉其他食材的味道，我建議先從小量開始慢慢添加。

營養豐富的超級食物，只要加 1 小匙或 1 大匙就夠了，既省錢又能增加果昔的營養。我喜歡加亞麻籽、奇亞籽或大麻籽；蛋黃果粉、馬卡粉、牧豆樹粉（mesquite powder）或巴西莓粉；小麥草；還有枸杞、馬基莓和桑葚等莓果，以及螺旋藻或綠球藻等藻類（請見 209 頁採購指南）。

淨化和綠化身體

把綠色蔬菜打成果昔，是增加蔬菜攝取量的好方法。這些富含葉綠素的食物能鹼化體質，對抗疾病和感染，打造健康的皮膚、指甲和毛髮。慢慢地習慣蔬果昔，先以水果為主食材，加入椰子水、清水或植物奶，再加入少量且味道容易被掩蓋的綠葉蔬菜，例如菠菜、蘿蔓和芥菜。等味蕾習慣蔬菜的味道後，減少水果量並增加蔬菜量，從入門版的蔬菜改成味道強烈的羽衣甘藍和牛皮菜、綠葉甘藍、甜菜、胡蘿蔔和蕪菁葉；以及巴西利葉、芫荽葉、薄荷和羅勒。最後進化到可食用的野菜：青草、蒲公英葉、莧菜、藜、寬葉車前、朱瑾、旱金蓮和其他野草，蔬果昔的口味變化比水果豐富多了。

附註：生物鹼存在於一些綠色葉菜類中（如菠菜中的草酸），它會抑制我們對鈣、鐵等礦物質的吸收，為了避免這種情況，我們可以每天更換或混合不同的蔬菜來食用，以達到營養素的均衡攝取，並兼顧美味與口感。

加點油

亞麻籽油、大麻籽油、琉璃苣（borage）油、酪梨油、椰子油、夏威夷豆油、南瓜籽油、和橄欖油等都是健康的果昔添加物，加一點點就夠了，過量會完全改變果昔的口味。先加入液體和果昔的主食材，攪打，再依口味加入 1 到 2 小匙的油。

調味冰塊超棒！

利用調味冰塊把健康果昔變成冰淇淋和冰糕。將果汁或蔬菜汁、堅果奶或茶倒入冰塊盒，冷凍後就完成了。我最喜歡的口味有椰子、杏仁和腰果奶；鳳梨、蘋果、胡蘿蔔和菠菜汁；洋甘菊和薄荷等香草茶，也可以將綠茶、羅勒和薄荷等新鮮香草浸泡在水裡冷凍。請記住，調味冰塊（特別是油脂和糖份含量高的）比一般冰塊軟，而且融化速度比較快。

飽足不脹氣

有些人喝完果昔後會脹氣，這大部份可藉由注意食物搭配（請見 31 頁）而避免。對某些人而言，水果和蔬菜一起吃會讓擾亂消化系統，但不是所有的人都這樣。找出最適合你的方式吧。綠葉蔬菜通常可以搭配任何食物，然而還是有例外。如果你覺得脹氣，請避免以水果搭配堅果奶、堅果、種籽和穀物，並試著先浸泡堅果和種籽（請見 21 頁）。

密封保存營養

蔬果昔打好之後最好馬上喝掉，以減少氧化及營養流失。若你需要保存幾個小時，可倒入玻璃罐密封冷藏。若要保存一天才會喝完的話，請裝進真空袋，並擠掉空氣。實在無法在一天之內喝完的話，你還是可以冷凍保存（儘管冷凍蔬果昔品質不理想），倒入時，請少於密封容器 4 分之 3 的容量（留給冷凍後液體膨脹的空間），冷凍保存不得超過 2 到 3 週，半解凍後再重新攪打。

創造你的獨家配方

從各類別中選擇 1 至 2 兩種食材，找出你的完美配方

液體 （1 到 2 杯）	濃郁口感	綠色蔬菜 （1 到 2 杯）	增加營養	神奇調味 （視口味斟酌）
水或椰子水 椰子、杏仁或大麻奶 克菲爾優酪乳或紅茶菌氣泡飲 香草茶或綠茶	1 顆酪梨、香蕉或芒果 1 杯生椰子肉 1/4 杯熟穀物或嫩豆腐 一把生腰果、夏威夷豆、去皮杏仁或大麻籽 1 到 2 大匙的堅果醬 1/2 杯優格或奶冰塊	莒蒿、牛皮菜、羽衣甘藍、羊萵苣、蘿蔓、菠菜 甜菜、綠葉甘藍、蒲公英草或芥菜 綠花椰菜、青豆或蘿蔔芽 芫荽葉、薄荷或巴西利葉	1 大匙巴西莓粉或小麥草粉 1 大匙奇亞籽、亞麻籽或大麻籽 1 大匙枸杞、馬基莓或桑葚 1/4 匙螺旋藻或綠葉藻 1 匙大麻籽高蛋粉或其他口味 1 大匙椰子油、大麻籽油、亞麻籽油、酪梨油、夏威夷豆油或橄欖油	香料：肉桂、薑、紅辣椒粉、肉豆蔻、綠豆蔻、薑黃或辣椒 香草：薄荷、羅勒、芫荽葉或巴西利葉 果皮：檸檬、萊姆或柳橙 天然香精：香草、杏仁、薄荷、玫瑰水或橙花水 甜味劑：甜菊、椰棗、楓糖漿、椰糖、椰糖蜜、蛋黃果粉或糙米糖漿
主食材 （2 到 3 份）				
乾燥、新鮮、冷凍或熟的水果或蔬菜 生堅果和種籽				

請保持開放的接受度（請見 58 頁的照片），你可能覺得直接喝咖哩很詭異，但相信我，這道果昔超好喝的！咖哩富含抗炎功效（黃咖哩香料的作用），這道美味的果昔能在冬天帶來溫暖。天氣熱的時候，省略咖哩粉和辣椒片，就變成人見人愛的熱帶水果昔。一道食譜兩種效果，你肯定會喜歡。

可以直接喝的
熱帶水果咖哩

2 人份

2 杯（480 毫升）水

1/2 杯（120 毫升）罐裝椰奶（搖勻再倒出）

1 杯（160 克）新鮮或冷凍的切塊芒果

1 杯（160 克）新鮮或冷凍的切塊鳳梨

1 杯（160 克）新鮮或冷凍的切塊桃子

1/2 小匙檸檬皮屑，視口味斟酌

2 杯（250 克）冰塊（若使用新鮮水果才需要）

1/2 小匙黃咖哩粉

1 小撮辣椒片，視口味斟酌

1 小撮天然鹽（請見 38 頁介紹）

天然甜味劑（可省略，請見 39 頁）

把所有食材丟進果汁機，高速攪打 30 至 60 秒直到綿密柔滑。可斟酌調味（根據個人喜好，多加點檸檬皮屑、咖哩粉、辣椒片或甜味劑）。

這道果昔（請見 58 頁的照片）以維生素含量最豐富的水果和蔬菜為食材，營養價值和味道都令人驚豔。水果和白花椰菜跟地瓜的搭配看似奇怪，但正是製作香濃美味果汁的新潮流，也是讓小孩吃蔬菜的好方法。如果擔心薑黃的強烈味道，先從 1/8 匙開始，通常吃不出怪味。要增加維生素 C，可以加入枸杞（若使用一般果汁機請先泡軟）和亞麻籽。以果昔來說，這道食譜看起來有點費工，但若有吃剩的地瓜，並準備好其他食材，製作其實很快速。動手吧！

維生素 C 多更多
香濃美味柳橙果昔

2 到 4 人份

1 又 1/2 杯（360 毫升）現榨柳橙汁

1/2 小匙益生菌粉（可省略，請見 30 頁附註）

1 顆去皮去籽的柳橙

1 杯（160 克）切大塊的草莓

1/2 杯（70 克）切塊紅甜椒

1/2 杯（70 克）烤或蒸熟的紅肉地瓜，切大塊（去皮）

1/2 杯（60 克）冷凍生白花椰菜

1/4 杯（60 克）嫩豆腐

1/4 杯（35 克）去皮生杏仁片，泡軟（請見 22 頁）

2 小匙柳橙皮屑

1 小匙無酒精香草精

1/8 小匙薑黃粉，並視口味斟酌

1 大匙楓糖漿或 5 滴無酒精甜菊液，並視口味斟酌

2 杯（250 克）冰塊，並視口味斟酌

1 顆切碎的杏桃乾（可省略）

1 大匙枸杞乾（可省略）

1 小匙亞麻籽粉（可省略）

把所有食材丟進果汁機，高速攪打 30 至 60 秒直到綿密柔滑。可斟酌調整味道及濃度（根據個人喜好，多加點薑黃、甜味劑或冰塊）並享用。

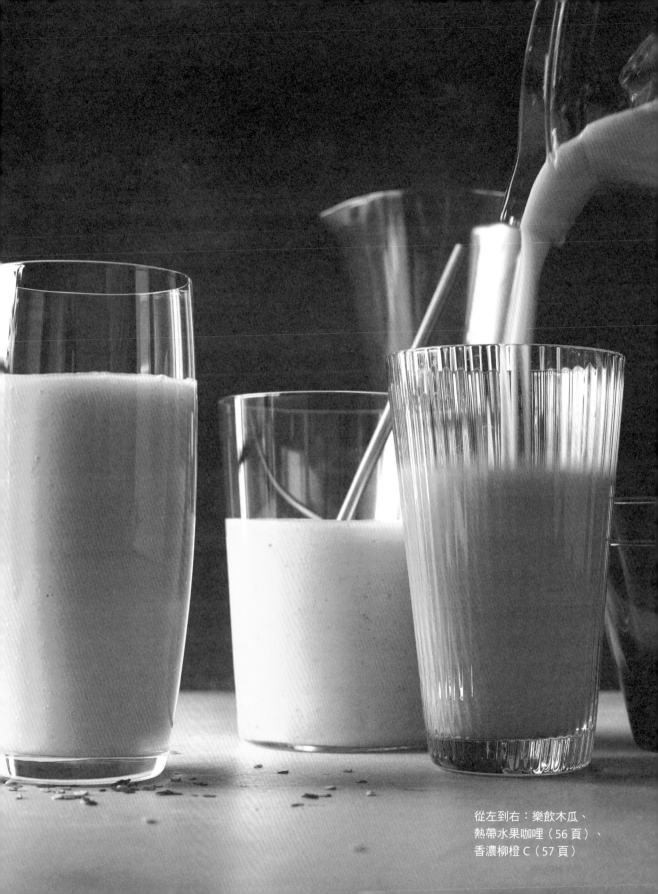

從左到右：樂飲木瓜、
熱帶水果咖哩（56 頁）、
香濃柳橙 C（57 頁）

這是一杯樸實的熱帶飲料，精緻簡單的風味清新爽口。富含對肌膚有益的食材，這道食譜是美味的早晨青春飲。

比美肌效果更厲害
喚回青春的木瓜果昔

2 人份

1 杯（240 毫升）無糖杏仁奶（若使用自製植物奶請過濾）

2 杯（320 克）切大塊的木瓜

3/4 杯（120 克）切大塊的新鮮或冷凍芒果

2 小匙現榨檸檬汁

2 小匙薑末，視口味斟酌

1 小匙亞麻籽油

1/8 小匙肉桂粉，視口味斟酌

1/8 小匙檸檬皮屑，視口味斟酌

1/4 小匙無酒精香草精

5 滴無酒精甜菊液（請見39 頁），視口味斟酌

1 杯（125 克）冰塊

把所有食材丟進果汁機，高速攪打 1 分鐘直到綿密柔滑。可斟酌調整味道（根據個人喜好，多加點薑、肉桂、檸檬皮屑或甜味劑）。

香草

使用香草提味時，我會從香草莢裡挖出香草籽，或使用天然香草精。我食譜中使用的香草精很便宜，並且是天然（熟食料理）和無酒精（裸食和鹼性料理）的。如果要使用人造香草或香草味的產品，建議先減一半的量，再視口味斟酌。

這個果昔是讓小孩吃蔬菜的好方法。表面上跟巧克力奶昔沒什麼兩樣，喝起來也是香濃滑順，但該有的營養成份一樣也沒少，而且沒人會想到裡面竟然有蔬菜！需要注意的是，綠花椰菜一定要冷凍，白花椰菜不能生吃，必須先蒸熟再冷卻，手邊有剩下的白花椰菜的話，做起來簡單又方便。如果你忘記準備熟花椰菜，可以改用香蕉，並減少甜味劑。

加了蔬菜還是超好喝
令人驚喜的巧克力奶昔

2 到 4 人份

1 杯（240 毫升）無糖豆奶、米奶、大麻籽奶或杏仁奶（若使用自製植物奶請過濾）

1/2 小匙益生菌粉（可省略，請見 30 頁附註）

1/2 杯（22 克）嫩菠菜

1/4 杯（25 克）冷凍綠花椰菜（大約兩朵）

1 根香蕉，並視口味斟酌

1/2 顆去核洋梨，並視口味斟酌

1 杯（120 克）蒸熟的白花椰菜或 1 根香蕉（若沒有剩餘的熟花椰菜時，改用香蕉可節省許多時間）

2 大匙可可粉或無糖可可粉，視口味斟酌

2 小匙天然香草精

2 大匙純楓糖漿，視口味斟酌

1 杯（125 克）冰塊

把所有食材丟進果汁機，高速攪打 30 至 60 秒直到綿密柔滑。可斟酌調整味道（根據個人喜好，多加點香蕉、洋梨、可可、香草或楓糖漿）。

附註：這個果昔最好立即或當天內享用完畢。

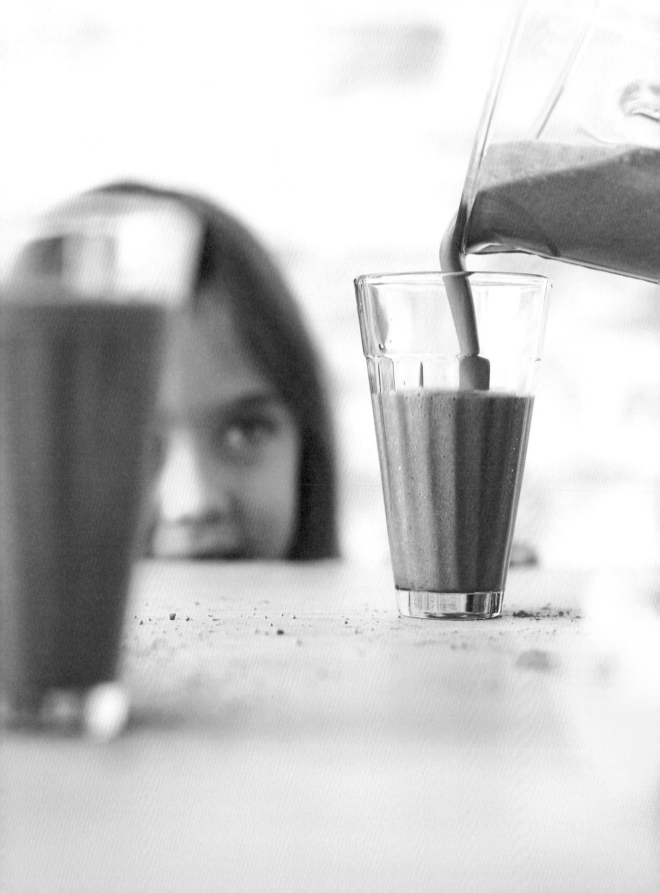

自從在和 Chow.com 團隊一起錄的影片中分享這個食譜後,我收到無數蘋果派愛好者寄來的感謝信,他們很高興能在比等烤箱預熱還快的時間內做出美味的食物。腰果的香濃口感(若事先浸泡過)就像奶油派皮,一口喝下彷彿是完美的蘋果派。說這個派超好吃我一點也不害羞,畢竟誰想要難吃的派呢?

不用烤箱用杯裝
神奇的蘋果派奶昔

2 人份

1 杯(240 毫升)無糖杏仁奶(若使用自製植物奶請過濾)

1 杯(270 克)無糖蘋果泥或燉軟的蘋果

1/2 小匙益生菌粉(可省略,請見 30 頁附註)

1/2 杯(70 克)生無鹽腰果,泡軟(請見 22 頁)

2 小匙 天然香草精 視口味斟酌

1/2 小匙肉桂粉,並視口味斟酌

2 顆切塊去籽泡軟(請見 22 頁)的椰棗或 2 大匙純楓糖漿

1 杯(125 克)冰塊

把所有食材丟進果汁機,高速攪打 30 至 60 秒直到綿密柔滑。可斟酌調整味道(根據個人喜好,多加點香草、肉桂或甜味劑)。

附註:使用高速果汁機,建議加入椰棗;一般果汁機則可加楓糖漿。

很多人寄 E-mail 來問我：「難以下嚥的綠葉粉到底該怎麼吃？」我的答案始終如一：加薄荷！以這道果昔來說，還可以再配上適量的腰果和香蕉。其實在這本書要交稿前，我差點刪掉這道食譜，因為我覺得除了超級蔬果昔迷之外，一般人可能有點難接受，但我的蔬果昔社團的朋友們要求我保留，所以我還是遵照辦理了。或許這道果昔不是每個人都會喜歡，但卻是我看過最棒的綠葉粉入門料理。

酷涼有勁
薄荷腰果香蕉果昔

2 人份

1 杯（240 毫升）無糖杏仁奶或大麻籽奶（若使用自製植物奶請過濾）

1 杯（240 毫升）椰子水

1 大匙香草口味高蛋白粉

1/2 小匙益生菌粉（可省略，請見 30 頁附註）

1 小匙小麥草粉（請見下面的附註）

1/2 小匙螺旋藻粉（請見下面的附註）

1/2 小匙綠球藻粉（請見下面的附註）

2 杯（86 克）嫩菠菜

2 杯（285 克）冷凍香蕉片（約 2 根大香蕉）

3/4 杯（105 克）生無鹽腰果，泡軟（請見22頁）

1/4 杯（9 克）薄荷葉

1 小匙無酒精香草精

1/4 小匙薄荷精，視口味斟酌（可省略）

1 大匙椰糖蜜（請見 39 頁）或 2 顆切塊去籽泡軟（請見 22 頁）的椰棗，視口味斟酌

1 杯（125 克）冰塊，視口味斟酌

把所有食材丟進果汁機，高速攪打 1 分鐘直到綿密柔滑。可斟酌調整味道及濃度（根據個人喜好，多加點薄荷、甜味劑或冰塊）。

附註：可用 2 小匙無糖綜合綠葉粉，代替螺旋藻、綠球藻和小麥草的量。使用一般果汁機加椰糖蜜，高速果汁機加泡軟的椰棗。

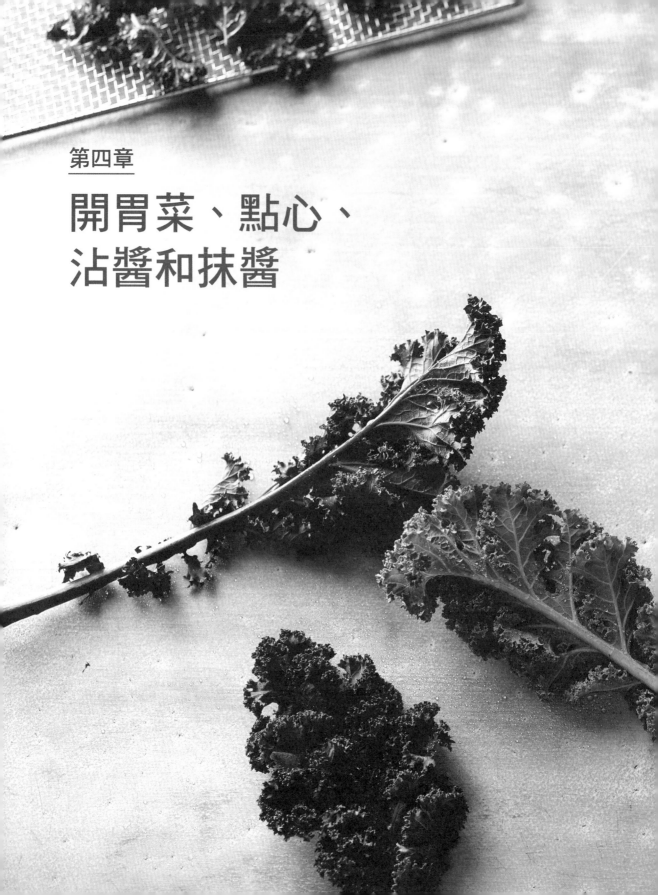

第四章

開胃菜、點心、
沾醬和抹醬

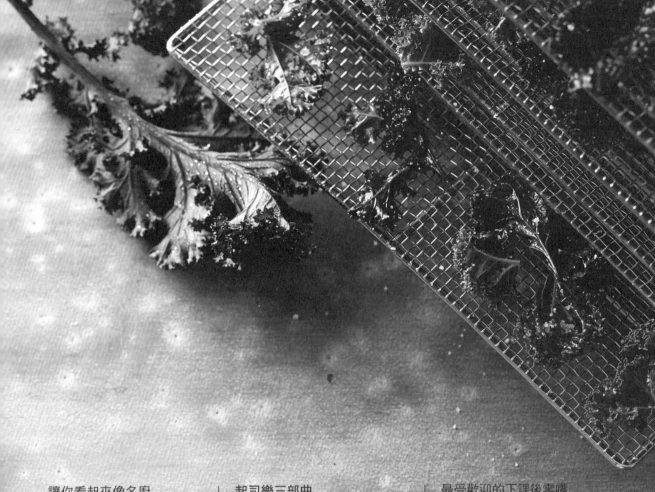

這道小點屬於大家都喜歡的「輕鬆做又超好吃」料理，美味到不行的橄欖醬（請見 68 頁的照片）能迅速完成，讓你看起來很像名廚。記得先沖洗橄欖和酸豆以免過鹹。不一定要做（無麩質或一般的）圓片脆麵包，但我朋友查克說橄欖醬一定要搭配酥脆麵包，我該跟誰吵呢？

讓你看起來像名廚
橄欖醬佐圓片脆麵包

1 又 3/4 杯（400 克）橄欖醬和 2 到 3 打圓片脆麵包

圓片脆麵包

1 條切薄片的無麩質法國長棍

1 到 2 大匙橄欖油

1 瓣大蒜

現磨黑胡椒（可省略）

橄欖醬

1/4 杯（60 毫升）冷壓初榨橄欖油，視口味斟酌

1 杯（130 克）洗淨、去籽、切塊的卡拉馬塔橄欖

1 杯（120 克）洗淨、去籽、切塊的綠橄欖

2 小匙蒜末（約 2 瓣）

2 小匙洗淨瀝乾的酸豆

3 大匙切塊的烤熟紅甜椒（原味，可用罐裝品）

1 小匙現榨檸檬汁，並視口味斟酌

2 大匙切碎的平葉巴西利葉

預熱烤箱到華氏 425 度（攝氏 220 度）。

把麵包片擺在大張烤盤紙上，淋橄欖油並用大蒜抹過每片麵包的表面。烤 10 鐘左右到表面微微變色。從烤箱中取出冷卻。

等麵包片冷卻時，把橄欖油倒入果汁機（或食物調理機）。加入橄欖、大蒜、酸豆、紅甜椒和檸檬汁（若使用食物調理機製作，可加入巴西利葉）。高速攪打數秒後，一邊瞬轉一邊視情況加入橄欖油，直到食材大致混合。不時停止攪打，並刮乾淨攪拌杯的四周讓食材均勻混合。可斟酌調味，加入更多檸檬汁。把橄欖醬舀進碗裡，拌入巴西利葉，搭配圓片脆麵包享用。

這道朝鮮薊白豆醬（請見 71 頁的照片）就像強化版的鷹嘴豆泥，是乳製品沾醬以外的健康選擇，每一口都挑動你的味蕾。我的朋友喜歡搭配生蔬菜條、皮塔脆片、口袋餅或抹在捲餅跟三明治裡。這個醬放一陣子或冷藏隔夜後，迷迭香的味道會更強烈。若不喜歡香草味，請將使用量減半。大家都知道我最愛拿〈超好吃杏仁脆餅〉（70 頁），直接從果汁機裡沾醬吃。沒錯，我有問題。

挑動你的味蕾
朝鮮薊白豆醬

1 又 1/2 杯（400 克）

1/4 杯（60 克）冷壓初榨橄欖油

1/4 杯（60 克）無糖杏仁奶或豆奶（自製的話請過濾）

1 罐（14 盎司 /400 克）原味（未經醃漬）的朝鮮薊肉，洗淨瀝乾

1 罐（15 盎司 /425 克）白豆，洗淨瀝乾

1 大匙加 1 小匙現榨檸檬汁

1 又 1/2 大匙黃洋蔥丁

1 又 1/2 小匙蒜末（約 2 瓣）

3/4 小匙（新鮮的）迷迭香末

1 小匙天然鹽（請見 38 頁介紹）

1/2 小匙紅甜椒粉

1/8 小匙紅辣椒粉

把所有食材丟進果汁機，攪打 1 分鐘直到像鷹嘴豆泥般綿密柔滑。（若使用一般果汁機，可能需要加 1 大匙水幫助刀片運轉）。倒入碗中密封，食用前先冷藏。

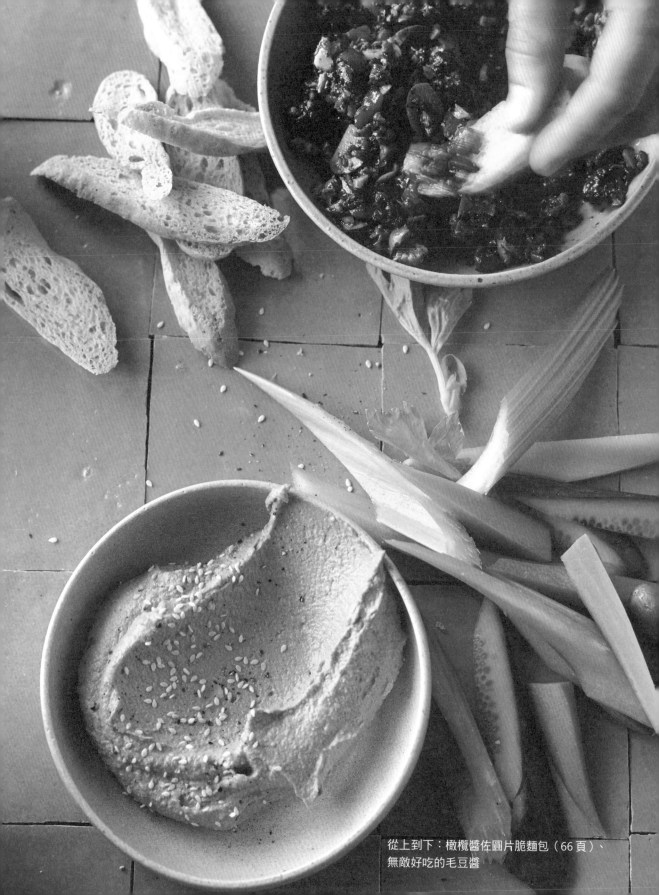

從上到下：橄欖醬佐圓片脆麵包（66 頁）、
無敵好吃的毛豆醬

這道讓人上癮的食譜，在我的部落格一直以來都很受歡迎。不只因為它超好吃，而且只要輕鬆攪打一下就能大口享用。但是，這個食譜必須使用高速果汁機或食物調理機製作。可以拿它來沾生菜和脆餅，或當作三明治跟捲餅的抹醬。毫無負擔、超級健康又富含營養的鹼性食材，這道菜真是太棒了。

超人氣最受歡迎
無敵好吃的毛豆醬

2 又 1/2 杯（550 克）

3 大匙特級初榨冷壓橄欖油

2 杯（320 克）去殼的生毛豆仁

2 杯（54 克）嫩菠菜

1/4 杯（60 毫升）現榨檸檬汁，視口味斟酌

3 大匙白芝麻醬

1 又 1/2 大匙切碎的洋蔥（黃洋蔥、白洋蔥或維達麗亞洋蔥都可以，但不要用紫洋蔥）

2 瓣切碎末的大蒜，視口味斟酌

1/4 小匙孜然粉

1/4 小匙碎辣椒片，視口味斟酌

1 小匙天然鹽（請見 38 頁介紹），視口味斟酌

2 大匙芝麻粒（可省略）

1/4 杯（12 克）切碎的平葉巴西利葉（可省略）

將橄欖油、毛豆、嫩菠菜、檸檬汁、白芝麻醬、洋蔥、大蒜、孜然粉、辣椒碎片及鹽加進高速果汁機或食物調理機，以高速攪打兩分鐘左右至質地柔滑。不時停止攪打，並刮乾淨攪拌杯的四周讓材料均勻混合。以食物調理機製作成品會較有顆粒感，有些人比較喜歡。可斟酌調味（根據個人喜好，多加點檸檬汁、大蒜、辣椒碎片或鹽）。食用前灑上芝麻粒及巴西利葉。

這款脆餅是個健康好選擇，可替代隨處可見、人工調味、沒什麼營養價值的零食餅乾。真的超好吃！雖然完全沒有使用防腐劑、人工香料和糖，但這脆餅涮嘴到讓你懷疑有人工添加物也只是剛好而已。口感掌握得恰到好處不容易，關鍵是盡量把麵團桿薄。我的伴侶史考特用這個脆餅配我的健康奶油塊（202 頁），他說這比他之前愛吃的那些包裝零食還美味。

越吃越涮嘴
超棒的杏仁脆餅

30、29、28 片⋯⋯依等待冷卻時被偷吃了多少而定

1/4 杯（60 毫升）水

2 大匙橄欖油

1 大匙現榨檸檬汁

1 瓣大蒜，如果你超愛大蒜的話可再加 1 瓣

1/2 小匙洋蔥粉

1/2 小匙天然鹽（請見 38 頁介紹）

1 又 1/2 杯（150 克）去皮杏仁粉

1/4 杯（19 克）亞麻籽粉

2 大匙去殼大麻籽

1 大匙迷迭香末

1 大匙百里香末

預熱烤箱到華氏 425 度（攝氏 220 度）。

將水、橄欖油、檸檬汁、大蒜、洋蔥粉和鹽倒入果汁機，攪打數秒打碎大蒜並融合液體。若使用一般果汁機，用低速攪打，慢慢從杯蓋加入杏仁粉。若使用高速果汁機，直接加入杏仁粉以低速攪打，直到麵團變硬且成型。把麵團移到攪拌盆，拌入亞麻籽粉、大麻籽和香草。

剪 4 張適合 2 個烤盤大小的防沾烤紙。把麵團分成兩球，一球放到其中一張烤紙上，蓋上另一張烤紙，用桿麵棍輕輕地桿平。桿得越平越好，厚度不要超過 1/16 吋（1.5 毫米）。（太厚會烤不脆）。拿掉表面的烤紙，用刀子或披薩刀把麵團切成 15 片（2 吋 / 5 公分大小）正方形。使用剩下的兩張烤紙重複操作另一球麵團。把舖上脆餅的烤紙放到烤盤上。

烤 8 至 10 分鐘後上下掉換烤盤，再烤 8 至 10 分鐘，直到脆餅中間泛白邊緣稍微上色。從烤箱中取出，在烤盤上冷卻 30 分鐘到脆餅變酥脆。

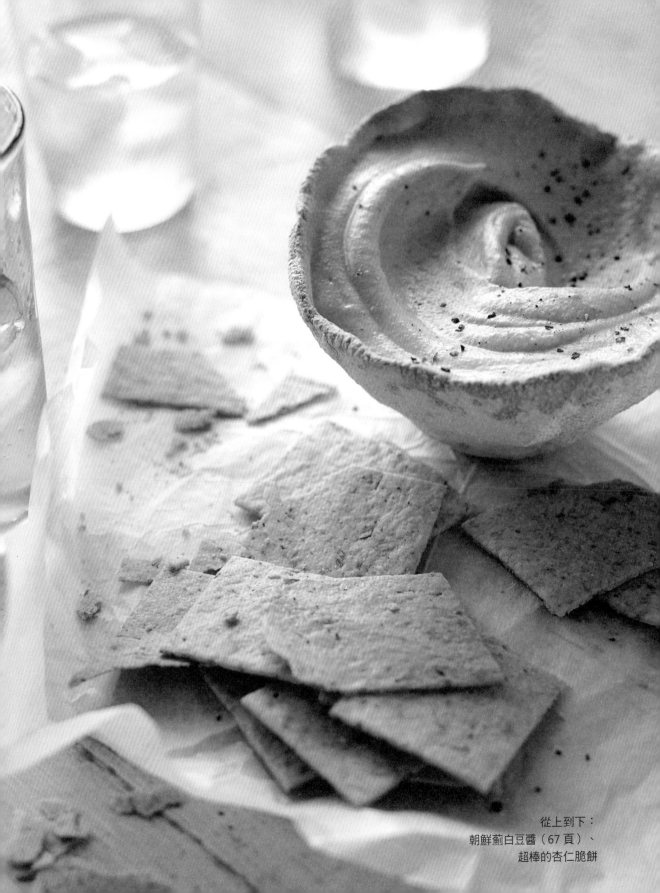

從上到下：
朝鮮薊白豆醬（67頁）、
超棒的杏仁脆餅

起司樂三部曲

生活多了點起司會更快樂。這是我最喜歡的三種起司，製作帕馬森和菲達起司需要烘乾機，但基本款不需要。味噌醬、檸檬汁和蘋果醋組成美妙的酸味，讓人想起陳年的乳製起司。這些起司可以加入各種新鮮香草或香料調味，天馬行空地發揮。

基本款香濃起司

2 杯（380 克）

1/4 杯（60 毫升）又 3 大匙無糖杏仁奶（自製的話請過濾），並視口味斟酌

2 大匙冷壓初榨橄欖油

3 大匙現榨檸檬汁

1 杯（120 克）去皮生杏仁，泡軟（請見 22 頁）

1/2 杯（70 克）松子，泡軟（請見 22 頁）

1/2 杯（70 克）葵花子，泡軟（請見 22 頁）

1 大匙白味噌醬

1 又 1/2 小匙醬油

2 小匙蒜末（大約 2 瓣）

1/2 小匙天然鹽（請見 38 頁介紹），並視口味斟酌

2 大匙切碎的蝦夷蔥（可省略）

2 大匙切碎的平葉巴西利葉（可省略）

把杏仁奶、橄欖油、檸檬汁倒進果汁機，加入堅果、種籽、味噌醬、醬油、大蒜和鹽。高速攪打 1 至 2 分鐘，直到混合均勻，質地柔滑但略帶顆粒狀。不時停止攪打，並刮乾淨攪拌杯的四周讓材料均勻混合。可多加杏仁奶調整濃稠度。把起司挖進盆中，拌入香草，並視口味斟酌加鹽。冷藏 1 小時讓起司稍微凝固後再食用。

變化口味：多加點大蒜、蝦夷蔥和自己喜歡的香草，這可以當作好吃的沾醬！

松子帕馬森起司

1 又 1/2 杯（130 克）起司碎片

3 大匙水，並視口味斟酌	2 大匙現榨檸檬汁	1 又 1/2 大匙白味噌醬
3/4 小匙蘋果醋	1 杯（140 克）生松子，泡軟（請見 22 頁）	1 小匙天然鹽（請見 38 頁介紹），並視口味斟酌

照順序把所有食材放入果汁機，攪打 1 至 2 分鐘直到柔滑。試吃並斟酌增加鹽量。若使用一般果汁機，可能需要多加 1 到 2 大匙的水調整到理想的質地。拿防沾烘焙紙墊好三層烘乾機的烤盤，用刮刀把食材薄薄地平鋪在烤盤上，以華氏 115 度（攝氏 46 度）烘 8 小時。以橡皮刮刀或手指捏成起司碎片，看起來應該像一般的帕馬森起司。搖晃均勻起司碎片再烘 1 到 2 小時，直到變得硬而脆（陳年乳製品起司的質地）。放進密封容器最多可冷藏保存 1 週，或冷凍保存 6 個月。

夏威夷豆菲達起司

夏威夷豆菲達起司

1/2 杯（120 毫升）無糖杏仁奶（自製的話請過濾）	1 小匙蘋果醋，並視口味斟酌	1 大匙蔥末（蔥白與蔥綠都要）
1/4 杯（60 毫升）冷壓初榨橄欖油	1 杯（135 克）生的無鹽夏威夷豆，泡軟（請見 22 頁）	1 又 1/2 小匙蒜末（大約 2 瓣）
3 大匙現榨檸檬汁	2 大匙白味噌醬	1 小匙天然鹽（請見 38 頁介紹），並視口味斟酌

把所有食材放入果汁機，攪打 1 至 2 分鐘直到綿密柔滑。質地變稠時果汁機運作會變吃力，可以不時停止攪打，並刮乾淨攪拌杯的四周讓材料均勻混合。斟酌調整口味，以符合傳統菲達起司的微酸口感（依個人喜好多加點醋、檸檬汁或鹽）。拿防沾烘焙紙墊好兩層烘乾機的烤盤，用 1/4 小匙的量匙把打完的食材挖到烤盤上，像烤餅乾般排列整齊，以華氏 115 度（攝氏 46 度）烘 8 到 12 小時，直到外皮乾燥但內部仍然柔軟。放入密封容器冷藏最多可保存 5 天。

附註：這款食譜用去皮杏仁代替夏威夷豆效果也很好。

泰式風味
生春捲佐橙汁杏仁醬

16 捲

春捲

5.25 盎司（150 克）冬粉、馬鈴薯細麵或米線

1/4 杯（60 毫升）醬油

3 大匙椰糖（或其他天然甜味劑，請見 39 頁）

4 朵（7 盎司 /200 克）大型香菇或蘑菇，切片

16 張春捲米紙

8 大片生菜葉，軟的較適合，切半並去掉粗梗

2 根大型（或 4 根小型）切絲的青蔥，蔥白與蔥綠都要

1 根大型胡蘿蔔，切絲

2 根波斯或黎巴嫩黃瓜，切絲

1 杯（22 克）芫荽葉

1 杯（22 克）薄荷

1 杯（22 克）羅勒

1 顆大型酪梨，去核削皮切片

沾醬

1/4 杯（60 毫升）水，並視口味斟酌

2 大匙又 1/2 小匙現榨檸檬汁

2 大匙又 1/2 小匙現榨柳橙汁

1/2 杯（120 克）生杏仁醬

1/2 小匙薑末

1 小匙椰糖蜜（請見 39 頁）

1/2 小匙切碎的大蒜（1/2 瓣大蒜）

1/2 小匙醬油

1/8 小匙辣椒片

1 小撮萊姆皮屑

準備春捲：米線放在熱水中 20 分鐘泡軟。將醬油和椰子糖加入炒鍋中大火煮滾，滾約 1 分鐘後轉成中小火，煮 2 至 3 分鐘直到略微濃稠。加入菇類再轉成中火煮至微滾，不停攪拌 15 鐘，直到菇類呈焦糖色。從鍋中倒出菇類並保留只剩 1 大匙至 2 大匙左右的醬汁。徹底瀝乾米線的水份並拌入剩餘的醬汁。

製作春捲：淺盤中裝半滿的水，將一張米紙浸入 10 到 20 秒泡軟，從水中取出放到工作檯上。米紙中間鋪一片生菜葉，放上一團米線、2 到 3 片菇類、2 條蔥絲、4 根胡蘿蔔絲、4 根黃瓜絲、6 片芫荽葉、4 片薄荷葉、2 片羅勒葉和 2 片酪梨。將米紙從靠近身體的方向往上折一半蓋住餡料，再包住兩側。小心地捲好春捲放入盤中，封口朝下。重覆完成剩下的米紙和餡料。若沒有馬上食用，略微密封後放冰箱冷藏保存最多 3 小時。

製作沾醬：把所有食材丟進果汁機，高速攪打 1 分鐘直到混合均勻。可加入 1 至 2 大匙的水稀釋醬汁，搭配春捲食用。

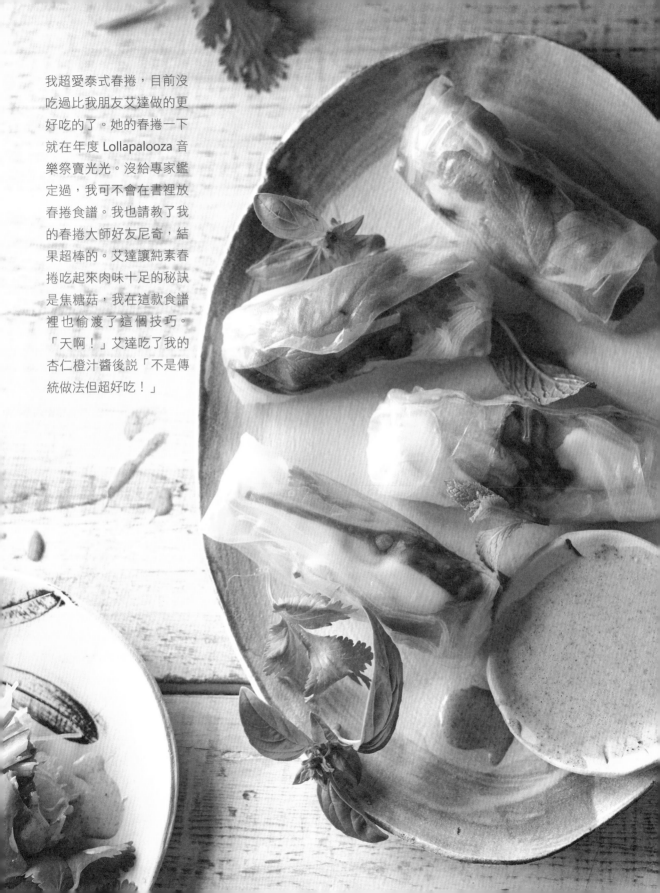

我超愛泰式春捲，目前沒吃過比我朋友艾達做的更好吃的了。她的春捲一下就在年度 Lollapalooza 音樂祭賣光光。沒給專家鑑定過，我可不會在書裡放春捲食譜。我也請教了我的春捲大師好友尼奇，結果超棒的。艾達讓純素春捲吃起來肉味十足的秘訣是焦糖菇，我在這款食譜裡也偷渡了這個技巧。「天啊！」艾達吃了我的杏仁橙汁醬後說「不是傳統做法但超好吃！」

朋友美嘉介紹我這道日本僧侶傳統的美味料理，吃一口我就上癮了。這道涼拌菜以芝麻（胡麻）製作而不是醬油。我曾經做給最討厭豆腐的人吃，結果他們都想再多吃一點。在日本寺廟裡，為了給年長的前輩享用芝麻，年輕僧侶必須以手工慢慢研磨，當然我們就不用這麼麻煩。我使用無鹽純白芝麻醬或日式商店可買到的白芝麻泥（純粹以芝麻研磨而成），再加入葛根粉和昆布汁攪打而成。

芝麻味是這款豆腐的主角，淋醬可能會搶掉它的丰采，我通常會搭配原醬油和芥末細細品嚐。煮豆腐時必須像僧侶一樣有耐心地不停攪拌，不然燒焦就毀了。的確有點費工，但很值得。我愛這道菜愛到想變成日本僧侶，當然是年長的前輩，我可不想整天磨芝麻！

和風慢磨
涼拌胡麻豆腐

可當作 6 人份的開胃菜，但若像我這麼貪吃的話，大概就變成 4 人份

2 條（8 克）乾昆布	1/3 杯（60 克）無鹽純白芝麻醬或芝麻泥，攪拌均勻	**配料**
1/4 杯再加 2 又 1/2 大匙（52 克）葛根粉（請見 208 頁採買指南）	1/4 小匙天然鹽（請見 38 頁介紹）	2 小匙芥末粉和 2 小匙水攪拌成醬 2 小匙醬油（請見132頁）

用溼布擦乾淨（但不要洗）昆布，泡進 3 杯（720 毫升）的水裡，放置室溫 1 小時以上。拿掉昆布，之後可製作沙拉或其他料理。確定葛根粉的粉質夠細，加入 1 杯（240 毫升）昆布水攪拌均勻，倒進果汁機。再加入醬油、鹽和另外 1 又 1/2 杯（360 毫升）的昆布水，中速攪打 30 秒至柔滑狀態。選好豆腐模具，我使用冷度一致、好脫模且形狀漂亮的矽膠冰塊盒。淺玻璃烤盤也可以，用冷水沾溼模具以免豆腐沾黏。

將打好的食材倒入長柄深鍋開中大火，用木匙不斷攪拌。1 至 2 分鐘後食材會不斷翻滾、明顯變稠。轉成中火繼續攪拌，這時會出現大泡泡，用力攪拌 10 至 12 分鐘，直到呈現卡士達醬的質地並厚厚地包覆木匙。別讓食材黏在鍋底或燒焦。

在一個大型的淺烤盤裡注滿冰水和冰塊。把食材倒入模具並用小湯匙或刮刀抹平表面，馬上就會凝固所以動作要快。將模具放在冰水中冷卻。（別放入冰箱，不然會太快凝固。）更換水浴盤融化的冰塊，可能需要換兩次。大約 40 分鐘後，冰塊融化的速度會減慢，這時就差不多了。等胡麻豆腐完全凝固後，（若使用大型模具）切成塊狀或將冰塊盒倒扣在盤子上輕輕地脫模。

食用時將每塊豆腐放入小碗，加一點芥末醬並淋上 1/4 小匙的醬油。

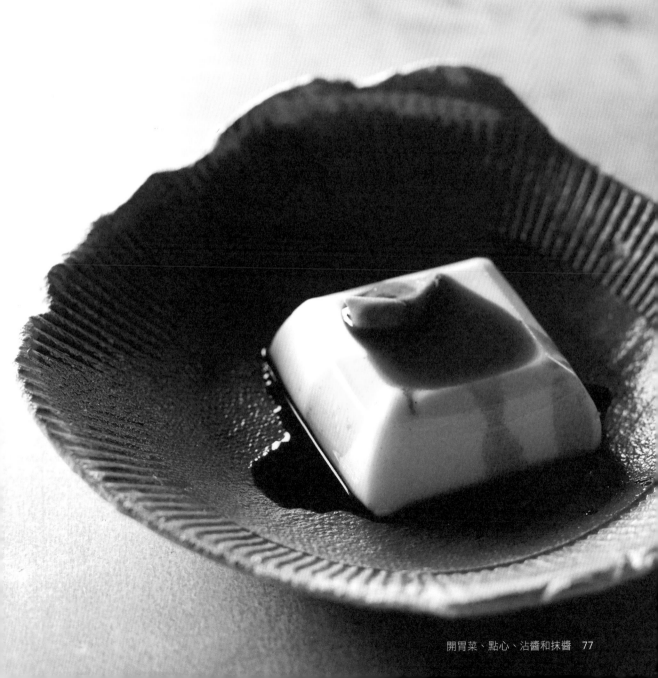

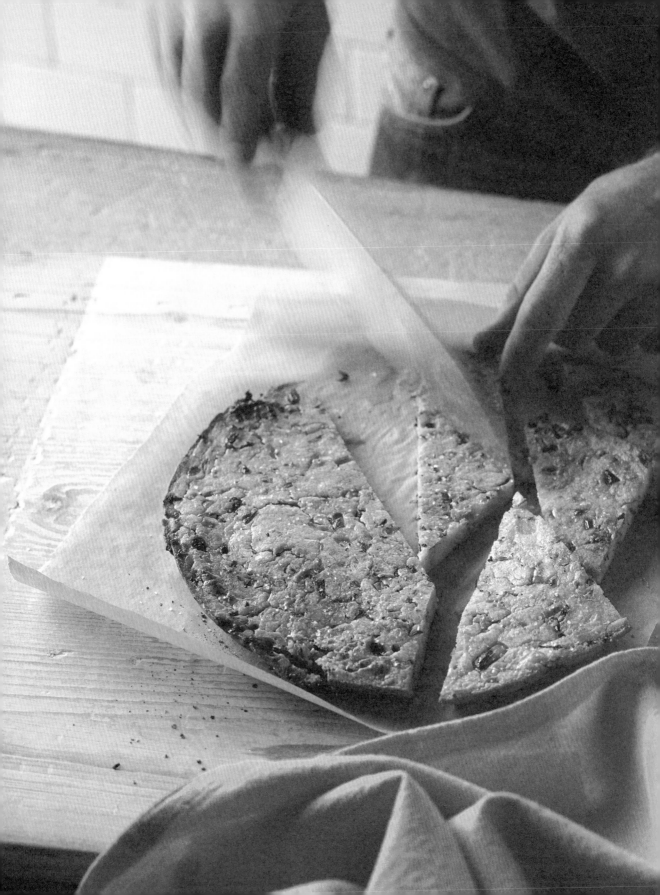

這種薄脆的鷹嘴豆餅在法國叫 socca，在義大利是 farinata。傳統上是用鑄鐵鍋或鍍錫銅烤盤，放入柴燒烤爐烘烤。但以家庭式烤箱製作佛卡夏式的烤餅，用平底鍋或蛋糕模當模具的效果最好。為了讓烤餅酥脆，又不會沾黏烤模而碎掉；經過無數次的嘗試後，我決定用這個方法。烤餅能順利地滑出烤盤，像個美味大圓形般躺在麵包砧板上。可以加入橄欖、辣椒片或新鮮辣椒調味。發揮創意，做出屬於你的獨家烤餅。

法義經典家常
洋蔥香草鷹嘴豆烤餅

4 至 8 人份

1 杯（240 毫升）溫水	天然鹽（請見 38 頁介紹）及現磨黑胡椒	2 小匙切碎的大蒜（約 2 瓣）
橄欖油		2 大匙切碎的平葉巴西利葉
1 杯（160 克）鷹嘴豆粉	1/2 杯（75 克）切碎的黃洋蔥	1 大匙切碎的百里香

將水、2 大匙橄欖油、鷹嘴豆粉、各 1/2 小匙的鹽和黑胡椒加入果汁機，低速攪打數次至剛好混合均勻。不要過度攪打，沒結塊就可以了。

將打好的材料倒入攪拌盆，室溫放置 30 分鐘至 12 小時，直到豆粉吸收水份及橄欖油，呈現鮮奶油的質地。

預熱烤箱至華氏 450 度（攝氏 235 度）。

中火熱一個淺平底鍋鍋，加入 1 大匙的橄欖油炒洋蔥 10 分鐘，直到洋蔥軟化變透明。加入大蒜再炒 5 分鐘左右，直到洋蔥及大蒜都略微上色，離火並拌入香草。

將一個 9 至 10 吋（23 至 25 公分）的鑄鐵平底鍋或淺派盤抹上少許橄欖油，將洋蔥和香草舖在抹好油的烤盤底部，倒入麵糊，輕輕地攪拌讓洋蔥和香草均勻分布於麵糊中。

不加蓋烤 10 分鐘，烤餅與烤模側邊分離時代表烤好了。從烤箱中取出，在烤模裡冷卻 5 分鐘。烤餅表面抹少許橄欖油，灑上鹽和黑胡椒調味。應該能很順利地滑出烤盤脫模。

切片食用，鷹嘴豆烤餅現烤現吃最好。

羽衣甘藍脆片沒有大多數垃圾洋芋片裡暗藏的致癌物質、添加物和防腐劑，是代替市售袋裝零食的營養蔬食好選擇。烘乾的製作方式不像油炸或烤，可保留所有的天然酵素和營養價值。最重要的是，羽衣甘藍脆片好吃到不行。

鹼性的健康零食
番茄羽衣甘藍片

滿滿 1 夸特（1 公升）的零食碗

2 大株（400 克）的捲葉羽衣甘藍

1/2 杯（120 毫升）又 1 大匙水

2 大匙現榨檸檬汁，並視口味斟酌

1 杯（140 克）芝麻粒（若使用一般果汁機的話請磨成粉）

1 杯（140 克）紅甜椒丁

2 大匙切碎的日曬番茄乾

2 小匙紫洋蔥丁，並視口味斟酌

1 小匙天然鹽（請見 38 頁介紹），視口味斟酌

1/2 小匙黃芥末粉

1 瓣大蒜

3/4 小匙辣椒片，並視口味斟酌（可省略）

剝下羽衣甘藍葉片，洗淨後用濾網濾乾。

照順序將其他食材加入高速果汁機或食物調理機，高速攪打 1 至 2 分鐘直到濃稠，類似鷹嘴豆泥的質地。若使用食物調理機，可不時停止攪打，並刮乾淨攪拌杯的四周讓材料均勻混合。可斟酌調味（根據個人喜好，多加點檸檬汁、洋蔥、鹽或辣椒片）。

把羽衣甘藍放入大攪拌盆，淋上攪打好的食材，用手按摩葉片直到均勻裹滿。將羽衣甘藍片平舖在幾個烘乾機烤盤上，以華氏 115 度（攝氏 46 度）烘乾 10 小時左右，直到葉片酥脆且徹底乾燥。冷卻羽衣甘藍脆片。

（如果有剩下的）放入密封容器室溫保存。

跟我的巧克力奶昔（60 頁）一樣，這道料理的顏色可引誘小孩子多吃蔬菜。水果片這種受歡迎的放學零食通常是咖啡色或褐色，這款零食也是。可用各種水果、菠菜或其他綠葉蔬菜製作，孩子一點也不會懷疑。他們會大口嚼下，再不停地跟你要來吃。

最受歡迎的下課後零嘴
蔬果昔水果片

2 到 3 片正方形（14 吋 / 35 公分）

1 杯（240 毫升）椰子水或水	1 杯（160 克）新鮮或冷凍鳳梨	1 杯（160 克）新鮮或冷凍綜合莓果
2 杯（86 克）嫩菠菜，並視口味斟酌	1 杯（160 克）新鮮或冷凍芒果丁	1/2 根香蕉

照順序把所有食材丟進果汁機，高速攪打 30 至 60 秒直到綿密柔滑。試吃味道，若覺得太甜（或想多加點蔬菜）再加入最多 2 杯的嫩菠菜並攪打至柔滑。

將 1 又 1/2 杯攪打好的食材倒在 14 吋（35 公分）的烘乾機烤盤，蓋上烤紙或防沾墊，用橡皮刮刀均勻抹平。控制薄度，不要薄的看得到盤底。重覆鋪好第二個或第三個烤盤。

以華氏 115 度（攝氏 46 度）烘 6 到 8 小時。水果可輕易地剝下且不沾黏烤盤時就完成了，若使用烤紙烘乾速度較快。

將水果片切成條狀，裝入密封罐，室溫最多可保存 2 週（雖然總是很快就被吃完了）。

這是製作水果醬的好方法，用各種果汁機都可以（雖然高速機型質地最滑順）。別被過濾嚇到了，只要花幾分鐘而且結果很值得。製作這道料理時請不要調整食材，過濾完的醬味道不會過甜。可搭配冰淇淋或抹在甜點上，我最喜歡的吃法是直接用湯匙從罐子（或濾網）挖來吃。薑的嗆味大多留在過濾掉的汁液裡，拿來搭配和風芝麻葉沙拉（93頁）很適合，或做成自製薑汁汽水－過濾掉的汁液和汽泡水以 1 比 1 的比例調開，依據個人口味調整甜度。

沒有嗆辣味的
薑汁蘋果洋梨醬

1 杯（265 克）醬

1 杯（170 克）去籽椰棗切塊	1/4 杯（60 毫升）再加 2 大匙現榨萊姆汁
2 顆洋梨，去核切塊	1 又 1/2 大匙新鮮薑末
2 顆青蘋果，去核切塊	

用 2 又 1/2 杯（600 毫升）水浸泡椰棗 2 小時。將泡軟的椰棗和液體一起倒進果汁機，加入洋梨、蘋果、萊姆汁和薑，高速攪打 2 到 3 分鐘至均勻混合。細濾網架在攪拌盆上，過濾打好的食材，盡量擠出所有的水份。擠出的汁液可放入密封玻璃罐，冷藏保存最多 5 天。從濾網中挖出果醬，馬上食用或放入密封容器，最多可冷藏保存 5 天。

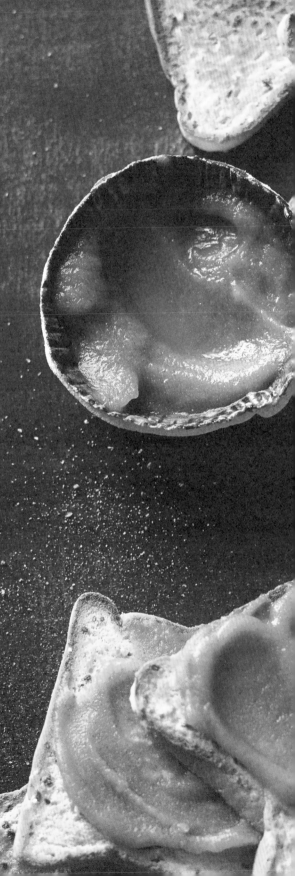

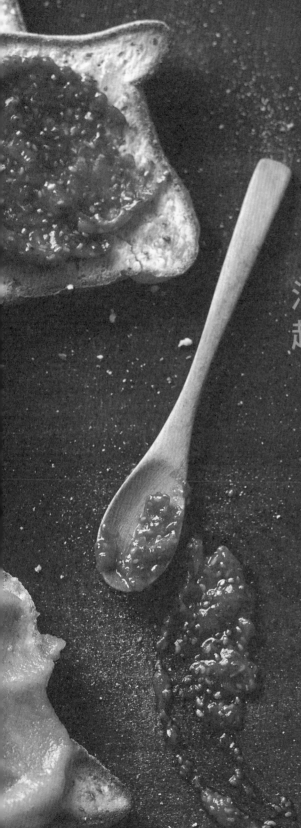

這款超快速生果醬是傳統果醬的改良版。奇亞籽的稠度不用烹煮，口感就很類似一般的果醬。用這個食譜為基礎變化不同水果，莓果、杏桃或無花果都很棒。最後把一半的果醬倒入果汁機低速攪打，是掌握質地和外觀的關鍵；高速攪打會變成布丁！這個神奇的果汁機果醬，不管搭配土司、脆餅、鬆餅或可麗餅都很適合。

沾抹百搭
超快速覆盆子生果醬

2 杯（500 克）

1/4 杯（60 毫升）椰子水	2 杯（320 克）新鮮覆盆子（冷凍的效果不好）
1/2 杯（85 克）去籽切塊的椰棗	天然液態甜味劑（可省略，請見 39 頁）
2 大匙奇亞籽	

椰子水倒入果汁機並加入椰棗，高速攪打 30 到 60 秒打碎椰棗。刮乾淨攪拌杯的四周，加入奇亞籽及一半的覆盆子，低速瞬轉數次打碎覆盆子。加入剩下的覆盆子低速瞬轉數至濃稠且帶塊狀的質地。若果醬過酸，依個人口味加入甜味劑調整。不要加太多，不然果醬會變太稀。

冷藏 30 分鐘，讓奇亞籽稠化果醬並入味。這個果醬最多可冷藏保存 4 天。

渾然天成
醃漬發酵蔬菜

6 磅（2.72 公斤）

1/4 杯（60 毫升）溫水（可省略）

1 大匙椰糖（可省略，請見 39 頁）

1 包 Body Ecology 發酵劑（可省略，請見 208 頁採買指南）

2 顆紫高麗菜

6 顆去皮甜菜根

1 顆去皮小型紫洋蔥

1 顆蘋果

2 又 1/2 大匙天然鹽（請見 38 頁介紹），視口味斟酌

3 大匙辣根泥（非辣根醬）

3 大匙新鮮薑末

2 至 3 大匙切碎的大蒜

1/4 杯（60 毫升）又 2 大匙現榨檸檬汁

1 小匙現磨檸檬皮屑

若使用發酵劑（請見下一頁附註），將溫水和糖倒入碗中攪拌至糖溶解，拌入發酵劑靜置 20 分鐘以上。

剝掉高麗菜的外葉，洗乾淨高麗菜葉備用。（高麗菜的外葉將用來封緊罐子。）食物調理機的攪拌杯裝上 S 型刀片或切絲器，將高麗菜、蘋果、洋蔥切成絲。切絲的蔬菜和鹽放入大型攪拌盆中，用手將鹽揉進蔬菜裡，約 3 到 4 分鐘。蔬菜會開始出水（份量會大量減少），加入辣根、薑、大蒜、檸檬汁和檸檬皮屑。依個人口味調整鹹度。（這樣吃起來是美味的沙拉。）

將 3 杯（660 克）蔬菜和一些汁液倒入果汁機，瞬轉數次直到呈現湯狀。（可加入少量的水。）打好的蔬菜倒回蔬菜絲中攪拌均勻。

把蔬菜緊緊塞進密封玻璃罐或不鏽鋼筒，用馬鈴薯壓泥器或大湯匙壓緊蔬菜，盡量擠掉空氣。容器頂端保留 2 吋左右的空間供蔬菜膨脹，將 2 到 3 片高麗菜葉捲成雪笳狀，放在蔬菜上面填滿剩下的空隙。封好容器後室溫（華氏 70 度／攝氏 21 度）或微溫（可加速發酵）放置至少 4 天，最好是 7 天。穩定的溫度是關鍵，如果沒有適合的地方，用毛巾裹好罐子放進保溫袋。天氣熱的時候蔬菜約 3 到 4 天會發酵完成，別讓陽光直射容器。若使用旋鈕式的容器，發酵中途半開瓶蓋讓空氣溢出。如果液體淹過蔬菜絲的高度可倒掉一點。

3 至 4 天後試吃蔬菜（會聽到冒泡聲），之後每天都試吃直到滿意的發酵程度。蔬菜完成後，放入冰箱以減緩發酵。發酵蔬菜最多可冷藏保存 8 個月。

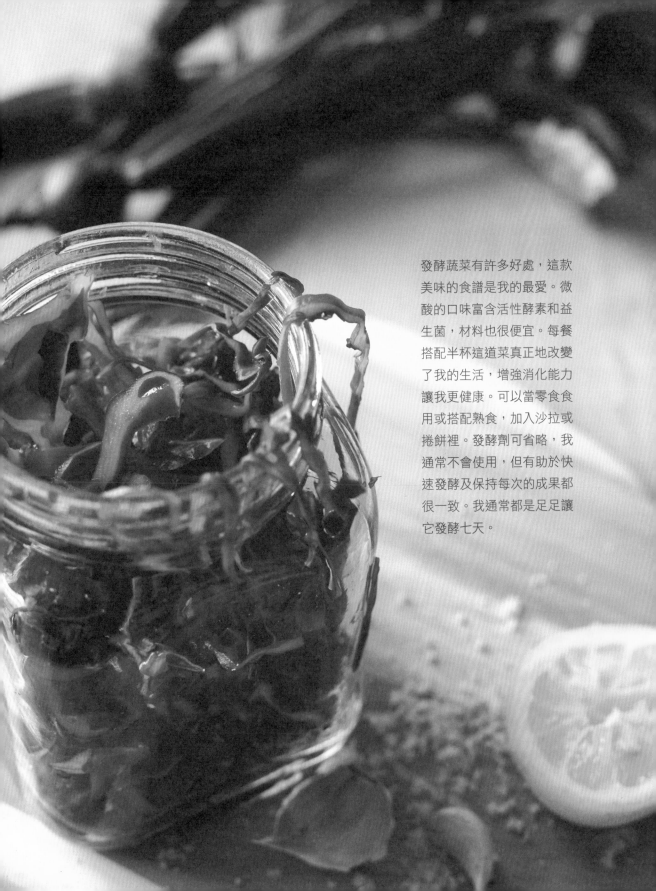

發酵蔬菜有許多好處,這款美味的食譜是我的最愛。微酸的口味富含活性酵素和益生菌,材料也很便宜。每餐搭配半杯這道菜真正地改變了我的生活,增強消化能力讓我更健康。可以當零食食用或搭配熟食,加入沙拉或捲餅裡。發酵劑可省略,我通常不會使用,但有助於快速發酵及保持每次的成果都很一致。我通常都是足足讓它發酵七天。

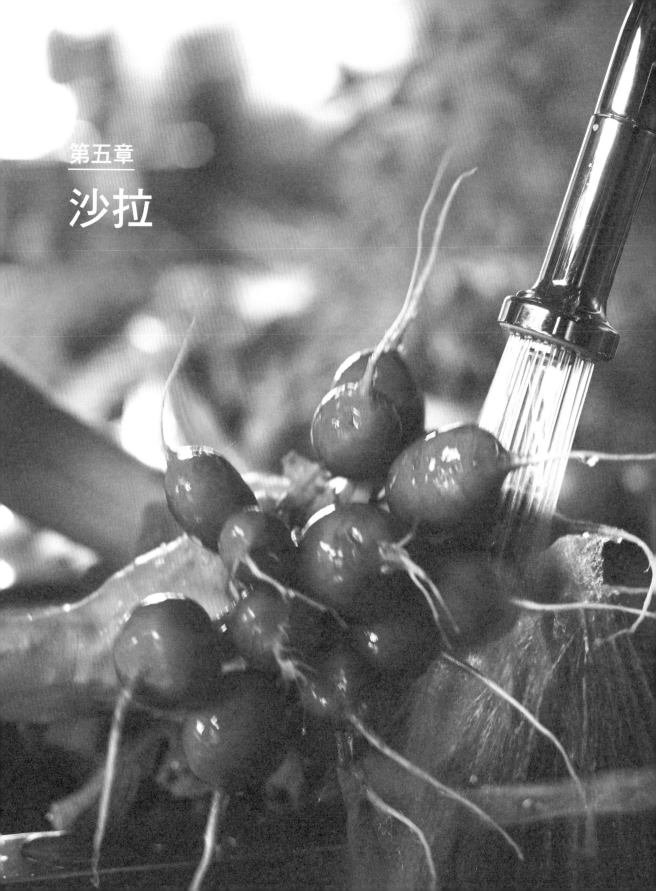

第五章

沙拉

經典的馬鈴薯沙拉改成純素版，酸中帶甜，香濃爽口。這道料理可隨興調整食材，綠花椰菜可以換成小黃瓜，或是用黃甜椒代替紅甜椒。我在這道沙拉中加入各種生蔬菜，得到的評價都很好，擺放一天後更好吃。若使用傳統含蛋美乃滋，就不需要再加醋或鹽。不管怎麼做，這個馬鈴薯沙拉一點也不無聊，讓人一口接一口吃個不停。

家常好滋味
香濃爽口馬鈴薯沙拉

8 人份，1 又 3/4 杯（410 克）淋醬

馬鈴薯

2 又 3/4 磅（1.2 公斤）馬鈴薯，去皮切成 1 吋（2.5 公分）的小方塊

1 大匙天然鹽（請見 38 頁介紹），視口味斟酌

1 把切碎的青蔥（蔥綠及蔥白都要）

1/2 杯（75 克）紫洋蔥丁

1 杯（140 克）紅甜椒丁

1 杯（132 克）西洋芹丁（大約 4 根）

1 杯（150 克）切絲的綠花椰菜莖或市售花椰菜絲，或 1 杯（145 克）去皮去籽的黃瓜丁

1 把切碎的平葉巴西利葉

現磨黑胡椒

淋醬

1 又 1/3 杯（310 克）《妙用生美乃滋》（198 頁）或他牌美乃滋

2 又 1/2 大匙第戎芥末醬，視口味斟酌

2 又 1/2 大匙石磨芥末醬，視口味斟酌

1 小匙蘋果醋，視口味斟酌

1/4 小匙天然鹽，視口味斟酌

首先煮熟馬鈴薯。馬鈴薯放入大鍋並注入冷水蓋住，加鹽後大火煮滾水。轉成中火煮 8 分鐘，直到叉子可插入。（不要煮過頭，不然會變成薯泥而不是沙拉。）瀝乾水份，用冷水沖洗，並再次瀝乾。徹底冷卻。

接著製作醬汁。將美乃滋、芥末醬、醋和鹽放入果汁機，高速攪打 1 分鐘直到綿密柔滑。可斟酌調味（根據個人喜好，多加點芥末醬、醋或鹽）。

最後攪拌沙拉。將冷卻的馬鈴薯放進大盆中，加入青蔥、紫洋蔥、紅甜椒、西洋芹、綠花椰菜和巴西利葉。淋上醬汁輕輕拌合，盡量不要破壞到馬鈴薯。依個人喜好加鹽及黑胡椒調味。室溫或冷藏食用。這款沙拉最多可冷藏保存 5 天。

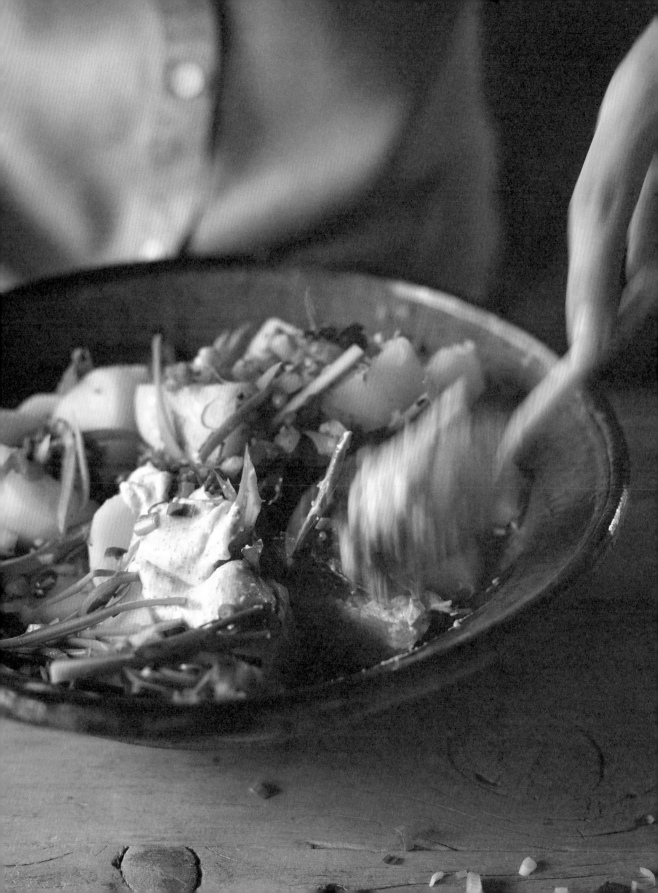

要做沙拉食譜，絕對不能少了美味的希臘沙拉！希臘沙拉做法簡單，味道清新，吃過的都說好。我必須承認做沙拉時會喚醒我心中的社會主義者，我希望每一口都能平均地吃到各種食材。我在這個版本的希臘沙拉裡加了多種新鮮香草，適量的蔬菜種類，讓每一口都有豐富的滋味。

地中海風味
閃亮亮的希臘沙拉

6 人份的前菜、4 人份的主菜；約 1 杯（240 毫升）淋醬

淋醬

1 大匙紅酒醋

1 大匙現榨檸檬汁

1 小匙切碎的平葉巴西利葉

1 小匙切碎的百里香

1 小匙切碎的奧勒岡葉

1/2 小匙第戎芥末醬

1 小匙蒜末（約 1 瓣）

1/2 小匙天然鹽（請見 38 頁介紹）

1/8 小匙現磨黑胡椒

1/2 杯（120 毫升）冷壓初榨橄欖油

沙拉

2 杯（300 克）去籽切大塊的番茄

2 杯（70 克）蘿蔓生菜（2 至 3 大片），切成條狀

1 杯（145 克）削皮去籽切大塊的黃瓜

1 杯（140 克）紅甜椒丁

1 杯（140 克）黃甜椒丁

1/2 杯（50 克）紫洋蔥絲

1/2 杯（65 克）去籽切半的卡拉瑪塔橄欖

夏威夷豆菲達起司（73 頁）或一般的菲達起司，切碎裝飾用（可省略）

天然鹽和現磨黑胡椒

首先製作淋醬。將醋、檸檬汁、香草、芥末醬、大蒜、鹽和黑胡椒倒進果汁機，低速攪打 10 至 20 秒至均勻混合。一邊攪打一邊慢慢從杯蓋倒入橄欖油，增加速度幫助乳化。做好後備用。

攪拌沙拉時，在沙拉盆中拌入番茄、生菜、黃瓜、甜椒、洋蔥、橄欖和 1/2 杯（120 毫升）的醬汁，視個人口味斟酌醬汁量並攪拌均勻。食用前灑上碎菲達起司、少許鹽和黑胡椒，並搭配剩下的醬汁。

我爸說，好吃的凱撒沙拉必須香濃中帶有適量的酥脆口感。這個酸而美味的純素版本符合所有條件，沒有雞蛋或鯷魚一樣好吃（用紫紅藻這種海菜帶出魚味）。我爸說這是史上最棒的，我並未吃過世界上每一道的凱撒沙拉，但我這一道的確很好吃。

用海菜取代鯷魚的海口味
酥脆口感的凱薩沙拉

8 人份的前菜、4 人份的主菜；1 又 1/2 杯（360 毫升）淋醬

淋醬

1/4 杯（60 毫升）又 2 大匙無糖杏仁奶（自製的話請過濾）

1/4 杯（60 毫升）冷壓初榨橄欖油

1 大匙現榨檸檬汁

1/4 杯（30 克）去皮生杏仁，泡軟（請見 22 頁）

2 大匙松子，泡軟（請見 22 頁）

2 大匙葵花子

1 大匙酸豆，瀝乾洗淨

1 大匙白味噌醬

1 小匙芥末醬

1 又 1/2 小匙醬油

2 小匙蒜末（大約 2 瓣）

1/4 小匙天然鹽（請見 38 頁）

脆麵包丁

1/4 杯（60 毫升）橄欖油

1/2 小匙乾巴西利葉

1/2 小匙乾迷迭香

1/2 小匙乾百里香

1/2 小匙乾奧勒岡葉

1/2 小匙蒜粉

1/2 小匙洋蔥粉

1/4 小匙天然鹽

1/8 小匙現磨黑胡椒

2 杯（64 克）麵包丁（1/2 吋/1 公分的小方塊，約 4 片）

沙拉

4 顆蘿蔓生菜，切大塊

2 杯（60 克）嫩菠菜，切條狀

2 杯（290 克）削皮去籽的黃瓜丁（約 2 根中型黃瓜）

1/2 杯（75 克）紫洋蔥丁

2 顆酪梨，去核削皮切丁

1 至 2 小匙乾紫紅藻片（可省略，請見 208 頁採買指南）

1/2 杯（43 克）松子帕馬森起司（73 頁）或一般帕馬森起司

天然鹽及現磨黑胡椒

首先製作淋醬。把所有食材倒進果汁機，高速攪打 1 至 2 分鐘直到綿密柔滑，放入冰箱冷藏。

製作脆麵包丁。預熱烤箱至華氏 300 度／攝氏 150 度，把橄欖油、乾香草、蒜粉、洋蔥粉、鹽和黑胡椒加進果汁機，低速瞬轉 10 至 20 秒直到混合均勻。切丁麵包放入攪拌盆，淋上綜合香草油拌勻，鋪在烤盤上烤 4 分鐘，翻動麵包丁後再烤 4 分鐘。取出麵包丁放涼。

攪拌沙拉時，把蘿蔓生菜、菠菜、黃瓜、洋蔥和酪梨放入盆中拌勻，灑上紫紅藻片及一半的帕馬森起司。加入一半的淋醬拌勻，以鹽和黑胡椒調味，再灑上脆麵包丁及剩下的帕馬森起司。搭配剩餘的醬汁食用。

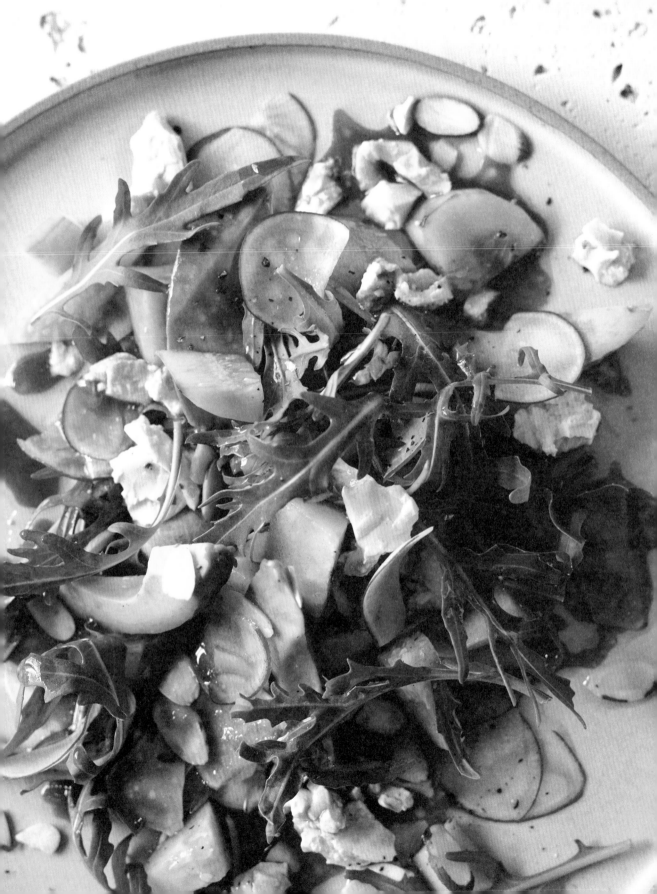

這道沙拉是個美麗的意外。我和朋友丹妮絲做了一些〈薑汁蘋果洋梨醬〉（82頁），我們的好友美嘉嚐了剩下的汁液，覺得很適合當作日式沙拉醬。我們以此為靈感，隨意以現有新鮮食材拼湊出這道沙拉，結果好吃到不行！渾然天成的美味！

意外的美味
和風芝麻葉沙拉

6人份的前菜，4人份的主菜；3/4杯（180毫升）淋醬

淋醬

1/2杯（120毫升）薑汁蘋果洋梨醬（82頁）濾出的汁

2大匙醬油

1/4杯（60毫升）冷壓初榨橄欖油

沙拉

10杯（220克）芝麻葉

1/2根黃瓜，削皮切丁

3顆小櫻桃蘿蔔，切成半月形薄片

6盎司（170克）板豆腐

1顆去核削皮的酪梨，切成塊狀

1/3杯（47克）切片或去皮的生杏仁條

天然鹽（請見38頁介紹）

首先製作淋醬。將薑汁蘋果洋梨醬汁、醬油、橄欖油倒入果汁機，高速攪打10至20秒至均勻混合，備用。

製作沙拉時，將芝麻葉放進大沙拉盆，加入黃瓜和櫻桃蘿蔔，灑上像菲達起司般捏碎的豆腐。淋上醬汁拌勻，再擺酪梨及杏仁條。加鹽調味，在芝麻葉軟掉前立刻食用。

我媽超愛這個沙拉醬，她吃過第一口以後，就逼我把攪拌杯裡殘留的全都刮給她，不滿意我刮得不夠乾淨，她竟然把攪拌杯搶過去，直接用舌頭舔！我從小就被她教育手肘不能擺在餐桌上，刀叉要放在餐盤的對角線，離開餐桌前要禮貌地詢問其他人，但如今她卻……可見這道沙拉有多好吃！

好吃到讓你忘記餐桌禮儀
洋梨核桃覆盆子油醋沙拉

6 至 8 人份；1 又 1/2 杯（360 毫升）淋醬

糖漬核桃

2 杯（220 克）生核桃

1/3 杯（80 毫升）純楓糖漿

1 小撮天然鹽（請見 38 頁）

2 小匙水

淋醬

3 大匙葡萄籽油或淡味橄欖油

1 又 1/2 大匙蘋果醋

1 又 1/2 大匙現榨檸檬汁

1 又 1/2 小匙純楓糖漿

1/4 小匙天然鹽

1/8 小匙現磨黑胡椒

1 杯（160 克）新鮮或解凍的覆盆子

沙拉

4 杯（108 克）嫩菠菜

4 杯（100 克）綜合生菜或芝麻葉

2 顆洋梨，去籽切成半月形薄片

首先製作糖漬核桃。預熱烤箱至華氏 350 度（攝氏 180 度），烤盤舖上烤紙。

核桃放到舖好烤紙的烤盤上，烘烤 10 分鐘至香氣四溢。

將楓糖漿和鹽倒入長柄深鍋中，中小火煮滾，不停攪拌滾煮 5 分鐘。拌入水及從烤箱取出的熱核桃，等核桃裹上糖漿並變色，液體蒸發後（3 至 4 分鐘後）楓糖漿會結晶。核桃倒回烤盤上冷卻並硬化 15 分鐘。

接著製作淋醬。把所有食材照順序倒入果汁機，中速攪打 30 至 60 秒直到綿密柔滑。用細濾網過濾淋醬，丟掉覆盆子籽。

攪拌沙拉時，在大沙拉盆裡拌勻生菜和洋梨，加入一半的淋醬。灑上 1 杯核桃，並視口味多淋點醬汁。搭配剩餘的醬汁及糖漬核桃食用。

我小時候在澳洲吃的法式沙拉醬，在美國叫油醋醬。當我在美國第一次去餐廳點油醋醬沙拉時，驚見其恐怖的濃稠柳橙醬汁，絲毫不像我熟悉的味道。「噁爆了！」我發誓再也不要碰一滴那鬼東西，詭異的柳橙汁醬真的很讓我火大。然而，當我吃到朋友喬佛瑞做的醬汁時，我差點沒感動到跪下。

這篇食譜，我用自己的方式改造了喬佛瑞的獨家秘方，加入龍蒿、辣椒、醬油及楓糖漿，結果好吃到不行。喬佛瑞說這讓他想起童年的美味，我的很多美國朋友也這麼說。身為來自南半球的澳洲人，我沒有這種回憶，但我想美味是無國界的。這款沙拉的蔬菜和醬汁完美地搭配，而且做法超簡單。

美味無國界
老美也愛的法式油醋沙拉

6 人份的前菜，4 人份的主菜；1 又 1/3 杯（320 毫升）

淋醬

1 杯（240 毫升）冷壓初榨橄欖油

1/4 杯（60 毫升）蘋果醋

1/4 杯（60 毫升）自製健康番茄醬（196 頁），或你喜歡的番茄醬

1 大匙現榨檸檬汁

2 小匙純楓糖漿

1 瓣大蒜，視口味斟酌

1/2 小匙醬油（請見 132 頁）

3/4 小匙乾龍蒿

1/4 小匙辣椒片

3/4 小匙天然鹽（請見 38 頁）

1/2 小匙現磨黑胡椒

沙拉

1 顆大型蘿蔓生菜，撕碎

1 根大型黃瓜，去皮切塊

2 顆大型番茄，切塊

1 罐（15 盎司 / 425 克）鷹嘴豆或白豆，洗淨瀝乾

6 朵切片的白蘑菇

2 顆去核削皮切片的酪梨

2 顆切成薄片的櫻桃蘿蔔，或 4 個切成薄片並剝開的紫洋蔥圈

1 小匙現榨檸檬汁，視口味斟酌

天然鹽及現磨黑胡椒

先製作淋醬。把所有食材倒進果汁機，高速攪打 30 至 60 秒直到柔滑。視口味斟酌大蒜的份量，冷藏備用。

攪拌沙拉時，在盆裡放入所有食材，依個人喜好的量加入醬汁攪拌均勻。視口味斟酌檸檬汁的量，加入鹽及黑胡椒調味。搭配剩餘的醬汁食用。

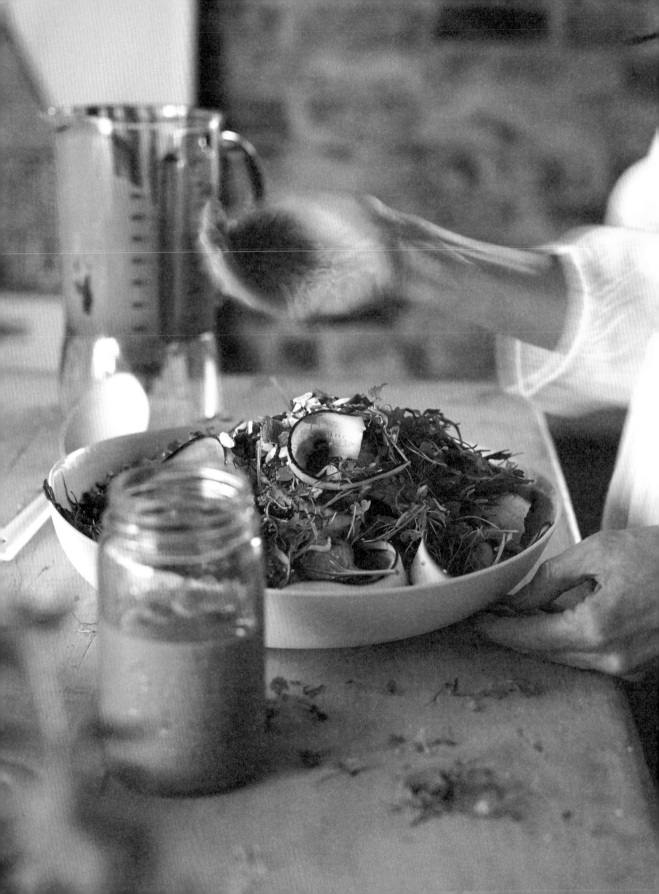

這款沙拉醬對我來說就像料理界的黑洋裝，任何場合都可以套上，而且永遠不退流行。我喜歡這個醬汁裡的椒味，但任何綜合香草或蔬菜做起來都很適合。這個綠色沙拉醬能把最悲慘的生菜變得超好吃。所有吃過的人都為之瘋狂，我朋友還一邊享用一邊大叫：「我可以直接用湯匙挖來吃！」我幹過這種事，也在沒淋上沙拉前，就直接從攪拌杯裡舔來吃。

永不退流行的料理救星
綠色皇后沙拉

8 人份的前菜，6 人份的主菜；1 又 1/2 杯（360 毫升）淋醬

淋醬

3/4 杯（180 毫升）冷壓初榨橄欖油

1/4 杯（60 毫升）現榨檸檬汁，視口味斟酌

1 把切碎的平葉巴西利葉

1 把切碎的芫荽葉

1/2 把切碎的韭菜

1/3 杯（40 克）去皮生杏仁或 1/4 杯（35 克）克葵花籽，泡軟（見22頁）

1/2 顆酪梨，削皮去核

1 瓣蒜末，視口味斟酌

1 小匙蘋果醋

1/2 小匙天然鹽（請見 38頁介紹），視口味斟酌

1/2 杯（120 毫升）水，視口味斟酌

沙拉

2 根櫛瓜

8 杯（200 克）綜合生菜，例如菠菜、芝麻葉或芽菜

1/4 顆紫高麗菜，去掉菜心切絲

2 杯（300 克）切絲的花椰菜莖或市售綠花椰菜絲，或 2 杯（290 克）削皮去籽切塊或切絲的黃瓜

2 顆酪梨，削皮去核切片

1 把切碎的青蔥（蔥綠及蔥白都要）

1 杯（160 克）略切碎的生杏仁

1/4 杯（35 克）大麻籽、葵花籽或南瓜籽

天然鹽及現磨黑胡椒

首先製作淋醬。將所有食材倒進果汁機，高速攪打 1 分鐘直到綿密柔滑。可斟酌調味（根據個人喜好，多加點檸檬汁、大蒜或鹽）。這個淋醬的質地應該像稀美乃滋，但如果喜歡的話可再加點水稀釋。可放入密封容器冷藏保存最多 5 天。

攪拌沙拉時，用蔬果削皮器將櫛瓜削成長條，丟掉帶籽的芯。在大沙拉碗中拌勻櫛瓜條、生菜、紫高麗菜、綠花椰菜、酪梨、青蔥、杏仁及種籽。依個人喜好的量拌入醬汁，加上鹽及黑胡椒調味。搭配剩餘的醬汁食用。

如果你不喜歡羽衣甘藍沙拉，這個美味的沙拉醬可能會讓你改觀。我用這個醬汁使很多拒吃羽衣甘藍的人改變心意，而且我打算繼續做下去。真的就是這麼好吃，秘訣在於按摩食材。羽衣甘藍本身帶苦味，所以必須揉出它的甜美。用雙手向羽衣甘藍展現你的愛，這款沙拉每一口都讓人驚豔。

讓苦味變甜美
按摩過的羽衣甘藍芒果沙拉

6 人份的前菜，4 人份的主菜；2 杯（480 毫升）淋醬

淋醬

1/2 杯（120 毫升）椰子水

1 杯（160 克）新鮮或解凍芒果切塊（約1顆大芒果）

1 大匙現榨萊姆汁

1 小匙萊姆皮屑

1 小匙切碎的塞拉諾辣椒

1 又 1/2 小匙薑末

1/2 小匙醬油

1 瓣大蒜

1 小匙切碎的紫洋蔥

2 大匙切碎的芫荽葉

2 大匙切碎的薄荷

1/2 小匙天然鹽（請見 38 頁介紹）

沙拉

2 株綠色或紅色的捲葉羽衣甘藍

1/4 杯（60 毫升）冷壓初榨橄欖油

2 大匙現榨檸檬汁

3 大匙切碎的芫荽葉

3 大匙切碎的薄荷

1 顆熟透的芒果，切片或切丁

1 顆大型或 2 顆小型削皮去核的酪梨，切片或切丁

2 大匙切片或去皮的生杏仁條

天然鹽（可省略）

製作淋醬。將所有食材倒進果汁機，高速攪打 1 分鐘直到綿密柔滑。冷藏備用。

攪拌沙拉時，剝下羽衣甘藍葉並撕碎。在小碗中混合橄欖油及檸檬汁，把羽衣甘藍放入沙拉盆並淋上檸檬橄欖油。用雙手按摩 1 分鐘左右，讓橄欖油揉進羽衣甘藍混合均勻。加入淋醬、芫荽葉和薄荷，再次按摩。加入芒果、酪梨和杏仁拌勻，以鹽調味後立刻食用。

海菜富含維生素和鈣質等鹼性礦物質，我盡量把它們加入日常飲食中。但有些人不喜歡吃海菜，克服這件事的秘訣是搭配其他「大眾菜」，再淋上超棒的醬汁。這款好吃的柑橘醬可搭配各種沙拉，但特別適合這些蔬菜，讓海菜吃起來也十分美味。

富含礦物質
柑橘醬汁拌海菜

4 人份的前菜，2 人份的主菜；1 又 1/4 杯（300 毫升）淋醬

淋醬

1/2 杯（120 毫升）現榨柳橙汁

3 大匙冷壓初榨橄欖油

2 大匙冷壓芝麻油

1 大匙又 2 小匙蘋果醋

2 大匙白芝麻醬

1 小匙醬油

1 小匙柳橙皮屑

2 小匙薑末

2 大匙純楓糖漿，視口味斟酌

1/2 小匙現榨萊姆汁，視口味斟酌

1/4 小匙萊姆皮屑，視口味斟酌

3/4 小匙天然鹽（請見 38 頁介紹），視口味斟酌

1/8 小匙辣椒片，視口味斟酌

沙拉

2 大匙鹿尾菜（請見 208 頁採買指南）

1/2 杯（15 克）乾荒布（請見 208 頁採買指南）

2 杯（50 克）綜合生菜

1/8 顆紫高麗菜切絲

1 根大型英國（無籽）黃瓜，削皮切絲

1 根胡蘿蔔，削皮切絲

1/2 杯（40 克）切絲涼薯

8 顆荸薺，瀝乾切絲

2 大匙葵花籽

1 大匙現榨萊姆汁

1/2 小匙天然鹽

首先製作淋醬。將所有食材倒進果汁機，高速攪打 1 至 2 分鐘直到綿密柔滑。可斟酌調味（根據個人喜好，多加點楓糖漿、萊姆汁或果皮屑、鹽或辣椒片）。冷藏備用。

攪拌沙拉時，用 2 杯（480 毫升）水泡軟鹿尾菜 20 至 30 分鐘；用 2 杯（480 毫升）水泡軟荒布 5 至 10 分鐘，瀝乾並洗淨鹿尾菜及荒布。在沙拉盆中放入鹿尾菜、荒布、生菜、高麗菜、黃瓜、胡蘿蔔、涼薯、荸薺、葵花籽、萊姆汁和鹽。拌入醬汁並斟酌調味（根據個人喜好，多加點萊姆汁或鹽）。完成後立刻食用。

我朋友喬佛瑞是個沙拉實驗師，我們一起創造了這款沙拉。製作的確需花點時間，但實在太值得了。甜美的焦糖洋蔥和烤番茄結合楓糖漿的煙燻味、辣椒片的辣味、檸檬汁和蘋果醋的酸味，做成的沙拉醬（或義大利麵醬）實在是棒呆了。搭配芝麻葉的椒味和扁豆的扎實口感，這道沙拉令人心滿意足。我們的朋友伯納連吃三份後，突然驚訝地問：「你們不是吃素的嗎？我怎麼覺得這裡面有肉？」

你一定會懷疑裡面有肉口感超棒的純素扁豆沙拉

8 人份的主菜

1 磅（450 克）羅馬番茄

6 瓣大蒜，不要去皮

4 根百里香

天然鹽（請見 38 頁介紹）及現磨黑胡椒

2 杯（380 克）乾綠扁豆

3 顆黃、白或紫洋蔥，切成 1/4 吋（6 厘米）厚的圈圈

橄欖油

1/4 杯（60 毫升）巴薩米可陳酒醋

4 杯（640 克）胡蘿蔔丁

4 杯（540 克）櫛瓜丁

1/4 杯（12 克）切碎的平葉巴西利葉

1 又 1/2 大匙粗粒第戎芥末醬

現榨檸檬汁

2 小匙純楓糖漿，視口味斟酌

1 小匙醬油（請見 132 頁）

1/2 小匙蘋果醋，視口味斟酌

1/4 小匙乾辣椒片，視口味斟酌

10 杯（220 克）芝麻葉

預熱烤箱至華氏 450 度（攝氏 235 度），準備一個舖好烤紙的烤盤。

把番茄、大蒜和百里香擺到烤盤，灑上各 1/8 小匙的鹽和黑胡椒，烤大約 30 分鐘，直到番茄皮變色且果肉柔軟，變形的話沒關係。讓番茄冷卻，保留大蒜並丟掉百里香。

鍋中放入扁豆和 8 杯（1.9 公升）水並加 1/2 小匙鹽調味，大火煮滾後轉中火，燉煮約 12 分鐘直到彈牙。瀝乾扁豆並冷卻。

用一個大平底鍋，加 2 大匙橄欖油及各 1/4 小匙的鹽和黑胡椒，中大火炒香洋蔥 8 分鐘。加入 1/8 小匙鹽並攪拌，轉成中火炒 15 分鐘左右，不時攪拌，直到洋蔥呈焦糖色並縮小剩一半。拌入巴薩米可陳酒醋，轉小火煮約 15 分鐘，直到洋蔥吸收陳酒醋。炒好的洋蔥倒到碗裡冷卻。

用同一個平底鍋中火熱 2 大匙橄欖油，加入胡蘿蔔炒 3 至 4 分鐘至微軟。加入櫛瓜並轉成中大火，加入 1/8 小匙鹽續炒 3 至 5 分鐘，直到蔬菜微微上色但仍保持彈牙口感。離火拌入巴西利葉。

接著製作淋醬，將 1/2 杯橄欖油倒入果汁機。剝掉烤過的大蒜皮，和炒好的洋蔥及烤番茄一起加進果汁機。加入芥末醬、2 小匙檸檬汁、楓糖漿、醬油、蘋果醋、辣椒片和 1/4 小匙鹽，高速攪打 1 到 2 分鐘至濃稠且混合均勻。可斟酌調味（根據個人喜好，多加點楓糖漿、醋、辣椒片或鹽）。

攪拌沙拉時，在大沙拉盆中加入芝麻葉及 2 大匙橄欖油、2 大匙檸檬汁和少許鹽拌勻。加入扁豆、炒好的胡蘿蔔及櫛瓜、1 又 1/2 杯（365 毫升）沙拉醬和 2 大匙檸檬汁或依個人喜好斟酌。以鹽和黑胡椒調味，拌勻後搭配剩餘的醬汁食用。

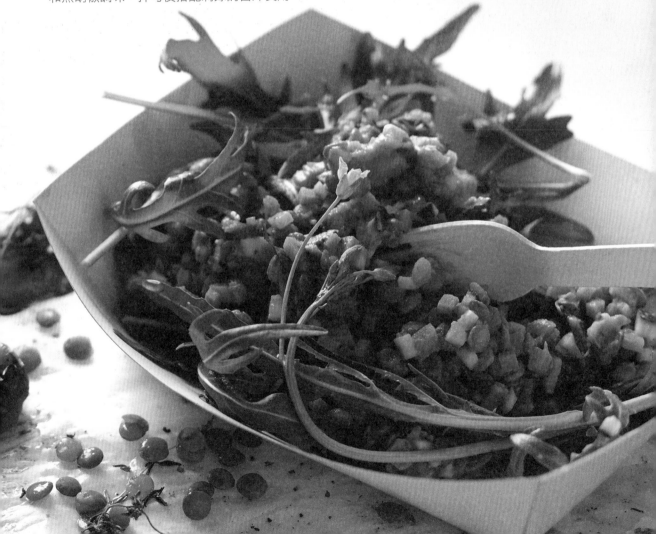

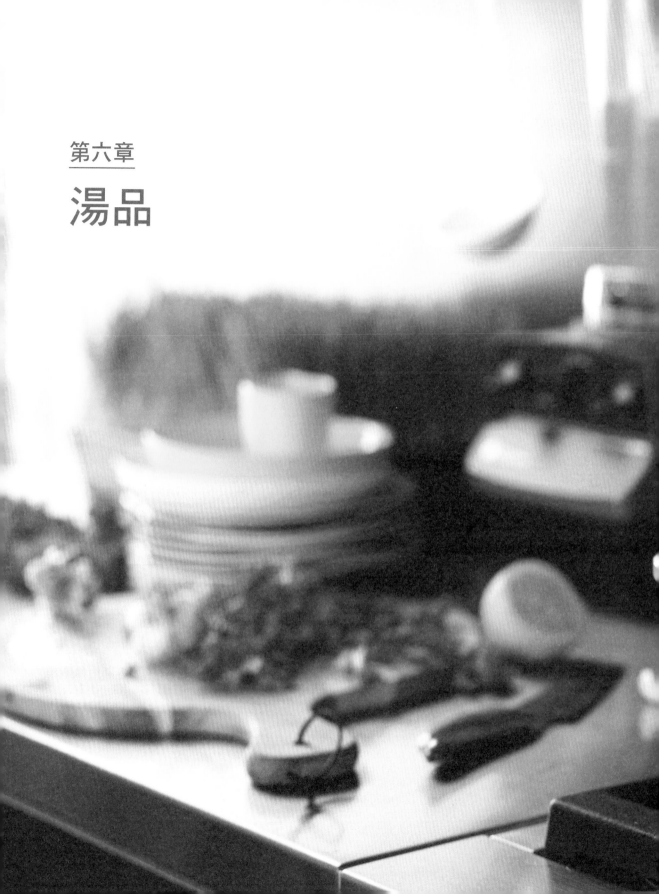

第六章

湯品

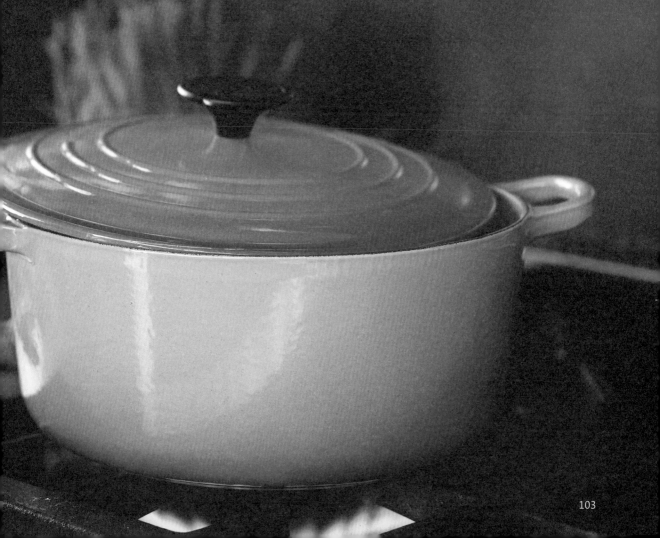

説到簡單、令人驚艷又極度美味的湯，沒有一道食譜能超越這個濃湯。這是我朋友最常點的菜，他們來我家吃晚餐時都會期待地問：「今天要煮白花椰菜濃湯嗎？」因為這道湯可在 40 分鐘內端上桌，我的冰箱裡總會準備一顆白花椰菜。這道湯搭配一點煮熟的穀物或一片脆麵包就可以當作一餐，冷凍保存效果也很好。

秘密武器是堅果，和白花椰菜攪打在一起後變成滑順的質地、香濃的口感和迷人的香氣。做法這麼簡單的料理，卻有這麼多層次的風味，令人驚艷。記得浸泡堅果，並徹底打勻濃湯，總之，這是個讓你看起來像厲害大廚的簡單果汁機食譜。

簡單卻令人驚艷
白花椰菜濃湯

6 人份的前菜，4 人份的主菜

2 大匙橄欖油

2 小匙切碎的大蒜（約 2 瓣），視口味斟酌

2 杯（200 克）切碎的韭蔥（只用蔥白，約 2 至 3 根韭蔥）

天然鹽（請見 38 頁介紹）

1 顆切塊的白花椰菜

7 杯（1.65 公升）蔬菜高湯（請見 115 頁）

1/4 杯（35 克）無鹽生腰果，或 1/4 杯（35 克）去皮生杏仁條，泡軟（請見 22 頁）

3 大匙切碎的蝦夷蔥或磨少許肉豆蔻（可省略，請選擇一種），裝飾用

在大型長柄深鍋加入橄欖油，中火炒香大蒜、韭蔥和 1/4 小匙鹽約 3 分鐘直到蔬菜軟熟。加入白花椰菜再炒 1 分鐘，倒入蔬菜高湯轉大火煮滾，轉成中火燉煮 30 分鐘，直到白花椰菜熟透。不時用木匙攪拌並壓碎白花椰菜。

湯鍋離火並稍微冷卻，拌入堅果。分批把湯倒入果汁機，高速攪打 1 至 2 分鐘直到綿密柔滑。（記得拿掉果汁機的塑膠小蓋並用抹布蓋住開口，讓攪打時的蒸氣溢出。）打好的湯倒回深鍋用中火加熱，視個人喜好加鹽調味。

食用時把湯舀到碗中，以蝦夷蔥碎或肉豆蔻粉裝飾。

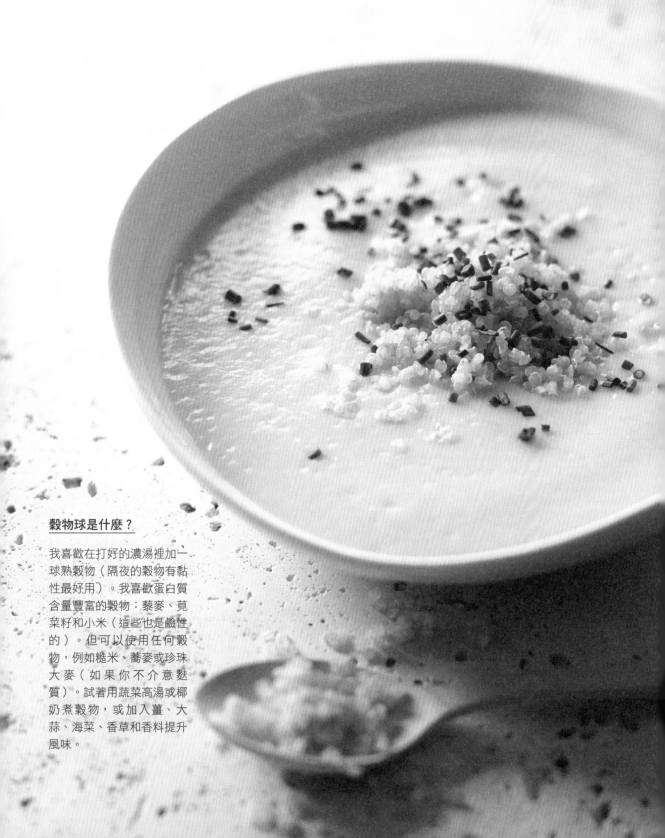

穀物球是什麼？

我喜歡在打好的濃湯裡加一球熟穀物（隔夜的穀物有黏性最好用）。我喜歡蛋白質含量豐富的穀物：藜麥、莧菜籽和小米（這些也是鹼性的）。但可以使用任何穀物，例如糙米、蕎麥或珍珠大麥（如果你不介意麩質）。試著用蔬菜高湯或椰奶煮穀物，或加入薑、大蒜、海菜、香草和香料提升風味。

我愛番茄湯，通常我會先烘烤番茄，帶出濃郁的甜美滋味。但烘烤較費時，所以這道食譜我省略了這個步驟，讓你能在 40 分鐘內端上桌。新鮮番茄的味道和品質較難掌握，我準備了備案，加入罐頭和日曬番茄能確保口感的層次。甜椒和夏威夷豆等食材，也提升了這道菜的風味。如果想做出終極美味，那就一定要烘烤番茄，然後在最後拌入一些新鮮羅勒。這道湯冷食也很好吃，特別是在炎熱的夏天。熱或冷、烘烤與否，這道基本的番茄湯效果都很棒。

冷熱皆宜
營養滿滿的番茄濃湯

6 人份的前菜，4 人份的主菜

1 大匙橄欖油

2 大匙切碎的大蒜（大約 6 瓣）

1 顆大型紫洋蔥，切大塊

天然鹽（請見38頁介紹）

1 顆紅甜椒，去籽切大塊

8 顆羅馬番茄，切大塊

1 罐（28 盎司 / 794 克）無鹽切塊或碎番茄

1 小匙切碎的日曬番茄乾，或 1 大匙番茄泥

4 杯（960 毫升）蔬菜高湯（請見 115 頁）

1/4 杯（35 克）生的無鹽夏威夷豆

現磨黑胡椒

1/4 杯（7 克）切碎的羅勒

用大型長柄深鍋中火熱橄欖油，加入大蒜、洋蔥、1/4 小匙鹽炒 5 分鐘直到洋蔥變透明。加入甜椒和新鮮番茄再炒 5 分鐘，拌入罐裝番茄及汁液、日曬番茄乾和蔬菜高湯。轉大火煮滾，再轉成中火燉煮 30 分鐘。

鍋子離火略微冷卻，拌入夏威夷豆。分批把湯倒入果汁機，高速攪打 1 分鐘直到綿密柔滑。（記得拿掉果汁機的塑膠小蓋並用抹布蓋住開口，讓攪打時的蒸氣溢出。）打好的湯倒回深鍋用中火加熱，視個人喜好加鹽和黑胡椒調味，食用時灑上羅勒葉。

一般的濃湯會採用奶油炒麵粉或是加入牛奶，而我這道全素的蘑菇濃湯則不採用這些食材，這剛好是個絕佳範例，證明打碎的食材也能達到濃郁的效果。在這道食譜中，我並不打碎蘑菇，而是打碎其他的配料，來呈現乳製品般的口感，隱隱的肉豆蔻及辣椒味，帶給舌尖和胃美好的享受。我特意使用洋菇，讓這道菜的食材平價而好取得，但若你使用多種菇類，例如小褐菇、波特菇、香菇、雞油菌和牛肝蕈，成果會更令人驚豔。

不用麵粉和牛奶也可以很濃郁
神奇菇菇湯

8 人份的前菜，4 人份的主菜

1/4 杯（60 毫升）橄欖油或葡萄籽油	12 盎司（340 克）板豆腐	2 大匙醬油
2 杯（200 克）切碎的韭蔥（蔥白與蔥綠都要，約2 至 3 枝）	5 又 1/2 杯（1.3 公升）蔬菜高湯（請見 115 頁）	2 大匙玉米粉、竹芋粉（樹薯粉）或葛根粉
天然鹽（請見 38 頁）	8 杯（720 克）白洋菇丁	2 大匙水
2 小匙蒜末（約 2 瓣）	現磨白胡椒或黑胡椒	1/8 小匙肉豆蔻粉
		1 小撮紅辣椒粉

用大型長柄深鍋中火熱 2 大匙橄欖油，加入韭蔥和一小撮鹽炒 5 分鐘，直到韭蔥軟熟變透明。加入大蒜再炒 2 分鐘。把韭蔥倒進果汁機，加入豆腐和 1 又 1/2 杯蔬菜高湯（360 毫升）。高速攪打 1 分鐘直到綿密柔滑。

在同一個長柄深鍋用中小火熱剩下 2 大匙橄欖油，加入洋菇及一小撮白胡椒炒 3 至 5 分鐘，直到洋菇軟熟。打好的豆腐及剩下 4 杯（960 毫升）蔬菜高湯倒進鍋裡，轉大火煮滾，再轉成中火。加入醬油燉煮 10 分鐘。

小碗中調勻玉米粉和水，慢慢地拌入湯裡。再煮 5 分鐘，攪拌直到湯變濃稠。加入肉豆蔻和辣椒粉，以鹽和黑胡椒調味食用。

這是我的網站上最受歡迎的食譜之一，因為實在簡單到不行，但味道極好且適合冷凍保存。記得先浸泡堅果並徹底打碎，以達到最綿密的質地。不要增加菠菜的量，那會讓湯變得太稀。食用這道湯時，我通常會搭配一球熟穀物（請見 113 頁），若你喜歡配麵包也可以。這個綠色濃湯能誘惑最討厭菠菜的人，大力水手會很得意。

大力水手的最愛
超人氣夢幻菠菜湯

6 人份的前菜，4 人份的主菜

1 顆大蒜

1 大匙橄欖油

1/4 杯（20 克）切碎的青蔥（盡量用蔥白）

1 杯（100 克）切絲的紫洋蔥

天然鹽（請見 38 頁）

1/4 杯（33 克）西洋芹切丁（約 1 根）

1 杯（135 克）櫛瓜丁

1/4 杯（12 克）切碎的平葉巴西利葉

4 杯（960 毫升）蔬菜高湯（請見 115 頁）

2 杯（86 克）嫩菠菜

1/4 杯（35 克）去皮生杏仁片或 1/4 杯（35 克）無鹽生腰果，泡軟（請見 22 頁）

現磨黑胡椒

預熱烤箱至華氏 350 度（攝氏 180 度）。

切掉大蒜的頭蒂，整顆包上鋁箔紙，放入烤盤烤 30 至 40 分鐘直到軟熟。等大蒜冷卻，從外皮擠出蒜肉。應該會得到 2 大匙左右的烤大蒜，備用。

用大型長柄深鍋中大火熱油，加入青蔥、紫洋蔥和 1/4 小匙鹽炒 5 分鐘直到洋蔥變透明。加入西洋芹、櫛瓜和巴西利葉再炒 5 分鐘。拌入烤大蒜及蔬菜高湯，轉大火煮滾，再用中火煮 10 分鐘。加入菠菜再煮 5 分鐘，直到葉片軟熟。鍋子離火略微冷卻後加入堅果。

分批把湯倒入果汁機，高速攪打 1 至 2 分鐘直到綿密柔滑。（記得拿掉果汁機的塑膠小蓋並用抹布蓋住開口，讓攪打時的蒸氣溢出。）打好的湯倒回深鍋用中火加熱，以鹽和黑胡椒調味食用。

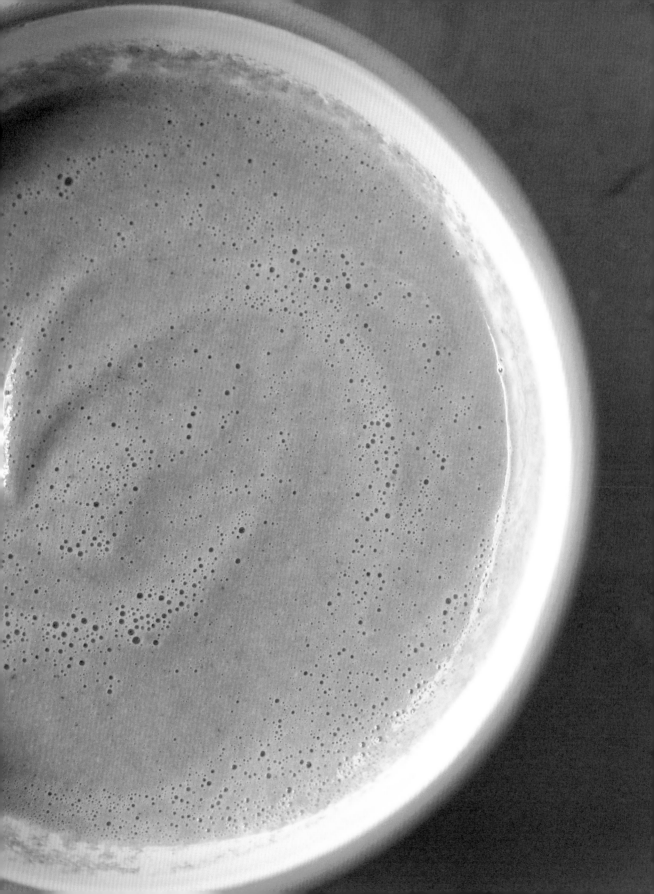

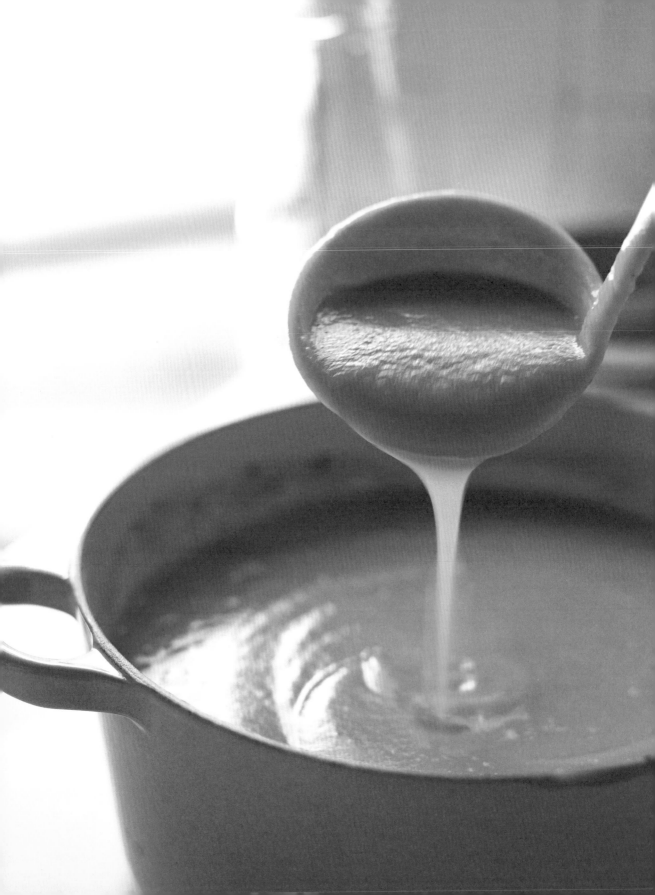

我必須承認，一旦喜歡一部電影或一首歌，我會不停地播放，直到我身邊的人都快抓狂。但我一次又一次地唱這首南瓜歌，卻還沒人覺得厭煩！我在很多次晚餐派對中端出這道湯，無數的滿意客人跟我說他們可以一直喝這道湯。天鵝絨般的柔滑質地，溫暖的薑味，橙皮搶眼的酸味，還帶有一點點甜，這道湯在舌尖恣意舞動。甜味劑可省略，但會提出柳橙和薑的味道。製作時忍不住想多加點薑和橙皮，但下手要小心。這道湯冷卻後，這些調味會強烈到唱起獨角戲，讓它們乖乖合聲，南瓜才是主角。

如天鵝絨般柔滑
會在你舌尖舞動的南瓜湯

8 人份的前菜，6 人份的主菜

1 大匙橄欖油或葡萄籽油

1 瓣大蒜切末

2 杯（300 克）黃洋蔥丁

天然鹽（請見 38 頁介紹）
及現磨黑胡椒

1/2 杯（66 克）西洋芹切丁（大約 2 根）

1/2 杯（80 克）胡蘿蔔切丁（大約 1 根）

2 杯（280 克）切丁的紅肉地瓜（1 吋 /2.5 公分的正方體）

1 顆 2.5 磅（1.15 公斤）左右的大型南瓜，去皮去籽切成 1 吋（2.5 公分）的正方體

2 小匙薑末

8 杯（1.9 公升）蔬菜高湯（請見 115 頁）

1/4 小匙柳橙皮屑

純楓糖漿（可省略）

用大型長柄深鍋中火熱 2 大匙橄欖油，加入大蒜、洋蔥和各 1/4 小匙的鹽和黑胡椒，炒 5 分鐘至洋蔥變透明軟熟。加入西洋芹再炒 5 分鐘，接著加入胡蘿蔔、地瓜、南瓜和薑。倒入蔬菜高湯及 1/4 小匙鹽，大火煮滾，再轉成中火慢煮 30 分鐘直到蔬菜熟透。離火拌入柳橙皮屑。

待湯略微冷卻，分批倒入果汁機，高速攪打 1 至 2 分鐘直到綿密柔滑。（記得拿掉果汁機的塑膠小蓋並用抹布蓋住開口，讓攪打時的蒸氣溢出。）打好的湯倒回深鍋用中火加熱，視個人口味斟酌加入楓糖漿調味後食用。

美味湯品輕鬆做

湯是最營養的療癒食物。結合高湯、香草、調味料、生的或烘烤過的蔬菜,可以輕鬆做出省錢又美味的料理。煮湯是充分利用剩菜的好方法,而且通常很適合冷凍保存。以下是我輕鬆做出好湯的秘訣。

從高湯開始

不是所有的高湯都用同樣的方式製作而成。很多盒裝或罐裝高湯,通常加太多或加太少鹽,導致湯過鹹或沒味道,有些甚至只用味精調味。就算湯有風味強烈的基底食材,高湯仍是影響味道的重要元素,所以高湯的品質非常重要。同時,要彰顯蔬菜的風味,高湯不能搶掉蔬菜的鋒頭。除了自製高湯(115頁)以外,比起市售液態成品,我偏好蔬菜高湯塊。使用湯塊可以控制味道的強度及高湯的量,湯品、咖哩、燉菜或醬汁裡加一塊(或一份)湯塊也會更濃郁。

夢幻組合

製作湯品時,我常以切碎的紫洋蔥或黃洋蔥(或韭蔥、火蔥或青蔥)及生的或烤過的大蒜當作基底,加一點油炒香。我用橄欖油、葡萄籽油,味道適合的話用椰子油。想讓味道更強烈可把洋蔥及大蒜炒到焦糖化。先考慮其他食材的味道,我再決定洋蔥和大蒜的量。番茄(請見106頁的番茄湯)可加大量蔥蒜,然而白花椰菜(104頁的白花椰菜濃湯)少一點比較好。在炒熟的洋蔥和大蒜裡加入櫛瓜(黃或綠)這類含水量高的蔬菜,可增加份量和口感,但不會搶主食材的味。我的基底會加1小撮到1/8小匙鹽,有時加點黑胡椒,引出蔬菜的天然甜味。

分階段調味

要加多少鹽依個人喜好、特殊健康要求及高湯的鹹度而定。我分次一撮一撮地加鹽,一邊試吃,調出最完美的味道。只在全部煮完後一次加鹽調味,可能只有前味鹹,中味及後味過於平淡。我先調味基底,加入主角蔬菜後再加鹽,接著燉煮中再次調味。克制自己下手不要太重,烹煮的過程中鹹度會增加。我建議在最後檢查鹹度前先等湯冷卻,高溫會鈍化味覺。嚐起來需要多加點鹽的滾燙熱湯,略微冷卻後可能剛剛好。(關於鹽的介紹請見37頁。)

堆砌風味,烘烤與罐裝蔬菜

分階段加入蔬菜。在洋蔥、大蒜和櫛瓜(或其他味道溫和的蔬菜)後,加入根類蔬菜如胡蘿蔔或歐防風、塊莖如馬鈴薯、澱粉類蔬菜如南瓜,還有花椰菜。燉煮時間結束前5分鐘,加入綠花椰菜、長豆或豌豆等非綠葉蔬菜,最後加入綠葉蔬菜。只在最後起鍋前加入羽衣甘藍、菠菜和牛皮菜,讓它們稍微煮軟一下效果最好。確保綠葉蔬菜不被過度烹調,保持翠綠的顏色(如108頁的菠菜湯)。

預先烘烤主味蔬菜,如番茄、甜椒、地瓜、山藥、南瓜、胡蘿蔔、球芽甘藍、綠花椰菜、白花椰菜和甜菜根,可增加湯品的風味。這本書的食譜為了省時及製作方便,我沒有指明預先烘烤,但如果加上這步驟,湯品會更有個性。

某些新鮮蔬菜若加入同類的罐裝或乾燥食材,會更有味道。比如說番茄:新鮮番茄的品質參差不齊,所以新鮮或烘烤過的番茄可搭配罐頭、番茄糊或日曬番茄乾,增加湯品的層次(如106頁的番茄湯)。朝鮮薊和甜椒也能運用這個方法。

慢工出細活

小火慢煮讓蔬菜燉煮到完美，水氣緩緩蒸發濃縮味道。

香草和香料好朋友

乾燥香草很方便，但絕對比不上新鮮香草的香氣。一點巴西利葉、一枝百里香或一片月桂葉可提升湯的層次（如 123 頁的〈百里香玉米巧達濃湯〉）。味道更強烈的香草，例如迷迭香、奧勒岡葉、鼠尾草、墨角蘭、蝦夷蔥、薄荷、羅勒和蒔蘿，能讓湯有不一樣的風味。香草只要加一點點就夠了，除非製作法式蒜泥湯（118 頁）。

香料先加一小撮，再慢慢增加。過多的香料會導致味道失去平衡，孜然或芫荽籽這種重味香料下手更要小心。香料的風味各有不同，一撮紅辣椒粉溫暖中帶有辣味的後勁，肉豆蔻和根莖蔬菜、南瓜或花椰菜是絕配。

不要太複雜，選擇幾種香料和香草，讓它們發揮。不確定時請選擇經典組合，羅勒和番茄跟甜椒很搭，百里香超適合菇類，迷迭香能把平凡的馬鈴薯和豆子變得出色。

畫龍點睛

一匙莎莎醬、日曬番茄乾醬、青醬（特別適合濃郁的蔬菜湯）、橄欖醬、味噌、烤大蒜、哈里薩辣醬或其他醬料，可讓一碗平淡的湯變的極美味。無論是在鍋裡、果汁機裡或上桌食用時，都可以加入這些食材。

來點甜味

有些天然帶甜味的蔬菜，例如番茄、玉米、南瓜和胡蘿蔔，在烹調時或食用前加一點甜味劑味道更棒。我喜歡加楓糖漿、椰糖或椰糖蜜（如 111 頁的南瓜湯），幾滴醬油也能讓味道更融合（如 107 頁的菇菇湯）。

香濃的質地

生腰果、夏威夷豆及去皮杏仁可增加湯的濃稠質地。在煮好的湯中，加入 1/4 杯泡軟打碎的堅果（超過會太搶味，請見 22 頁浸泡指南）能讓質地滑順到讓人不敢相信沒加乳製品！整顆杏仁效果沒有去皮的好，因為即使用高速果汁機，外皮仍會讓質地變得粗糙。植物奶不會增加香濃度，只會讓湯變稀。椰奶是例外，但別加太多，即使是少量也會蓋掉其他味道。加一點豆腐攪打能增加香濃質地，白花椰菜也是很棒的選擇。馬鈴薯不錯，但容易造成粉粉的口感，不太討喜。

檸檬提味

在食用前加入 1 小匙或 1 大匙的檸檬汁，提升湯品的風味。檸檬適合馬鈴薯、菠菜、綠花椰菜和大多數有重味蔬菜的湯。等湯略微冷卻後再加入檸檬汁，才不會加過頭變成檸檬湯。如果你想冷凍剩下的湯，最好不要整鍋都加檸檬汁，把檸檬汁放在桌上，食用時可自行斟酌添加，萊姆適合搭配酪梨和辣味湯，冷熱皆宜，例如亞洲風味湯品或西班牙冷湯（120 頁）。如果你不喜歡檸檬，滴一點蘋果醋、紅酒或米醋，也能為濃湯、燉豆子和有菠菜或牛皮菜的湯提味。

呼叫穀物球

在打好的鹹味湯品上，加一球（我用冰淇淋勺）藜麥、小米、蕎麥、莧菜籽或糙米等煮熟的穀物代替麵包。隔夜重新加熱的穀物能緊緊黏成一顆球最適合。灑一點切碎的香草作裝飾，這能讓擺盤變漂亮，而且一碗湯就是滿足的一餐。

請冷凍

大多數的湯都適合冷凍保存。打好的湯解凍後可能會結塊或分離（特別是若加了堅果），如果出現這種情形，把湯倒回果汁機攪打，就能恢復完美的口感。

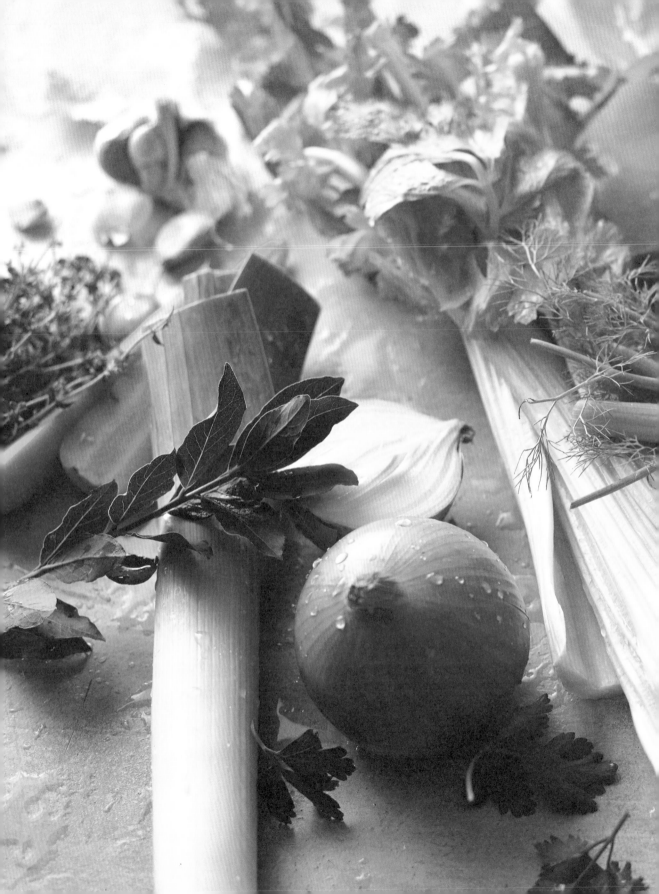

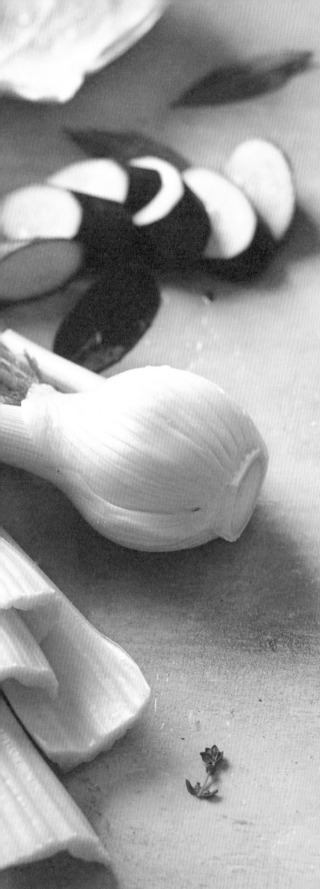

高湯製作指南

熬高湯是善用冰箱深處散落的蔬菜的絕妙方法。基本款可在 2 到 3 小時內完成,而且大多數時間都不需要顧著爐火。

我的湯底通常有:

2 顆白洋蔥或黃洋蔥(青蔥、火蔥或韭蔥也很適合)

2 至 3 瓣大蒜

1 至 2 根西洋芹

2 顆胡蘿蔔

半把平葉巴西利葉

數枝百里香

1 至 2 片月桂葉或 1 吋(2.5 公分)大小的昆布,增加礦物質

我再隨意加入喜歡的蔬菜(除了這裡列的食材,我也使用馬鈴薯、歐防風、蕪菁和番茄):

1 把高麗菜絲

1 根綠花椰菜莖(不要用花椰菜花)

12 根青豆

1 顆茴香或數把菇類

天然鹽及現磨黑胡椒

一滴醬油(可省略)

製作高湯時,把蔬菜略微切塊後丟入湯鍋,注入水蓋滿後大火煮滾。轉到讓湯保持微滾狀態的最小火,燉煮數小時。依個人喜好調味,別忘記之後使用高湯時還會再調味。待高湯冷卻後,用細濾網過濾。高湯可放入密封容器冷藏保存最多 1 週,冷凍保存可達 3 個月左右。

附註:若沒時間自製高湯,我喜歡 Massel 的湯塊(請見 208 頁採買指南),味道圓潤且溫和。它也是純素、無麩質、無乳糖、符合猶太教規且不含味精。一個湯塊配 2 杯水,可調出適合大多數蔬菜湯的高湯。

這個美味的鹼性蔬菜湯，既健康又令人滿足。白花椰菜和去皮杏仁帶來香濃的質地，以一點檸檬汁提味，讓蘆筍湯更出色。冷卻後檸檬味會更強烈，所以在食用前裝入各個碗中再加入檸檬汁，味道才會最平衡。

鹼性食物的代表作
健康滿點蘆筍湯

6 人份的前菜，4 人份的主菜

2 大匙橄欖油

2 小匙蒜末（約 2 瓣大蒜）

2 杯（200 克）切碎的韭蔥（只用蔥白，約 2 至 3 根）

天然鹽（請見 38 頁介紹）

1/4 杯（33 克）西洋芹切丁（約 1 根）

1 杯（135 克）綠櫛瓜切丁（約 1 根中型櫛瓜）

1 杯（135 克）黃櫛瓜切丁（約 1 根中型櫛瓜）

1 杯（120 克）切塊的白花椰菜花

7 杯（1.65 公升）蔬菜高湯（請見 115 頁）

6 杯（750 克）切段的蘆筍（1/2 吋 /1 公分大小）

1/4 杯（12 克）切碎的平葉巴西利葉

1/4 杯（35 克）去皮生杏仁條，泡軟（請見 22 頁）

1 小匙現榨檸檬汁

用大型長柄深鍋中火熱油，加入大蒜、韭蔥和 1/4 小匙鹽，炒 3 至 4 分鐘至韭蔥變透明。加入西洋芹再炒 2 分鐘，接著加入櫛瓜和白花椰菜炒 2 分鐘。倒入蔬菜高湯，大火煮滾，再轉成中火不加蓋燉煮 10 分鐘，直到白花椰菜呈彈牙口感。加入蘆筍和巴西利葉再煮 5 至 10 分鐘，直到蘆筍變軟但仍帶有脆度。（沒有比煮過頭的蘆筍更可怕的東西了。）

離火待湯略微冷卻，拌入杏仁。分批倒入果汁機，高速攪打 1 至 2 分鐘直到綿密柔滑。（記得拿掉果汁機的塑膠小蓋並用抹布蓋住開口，讓攪打時的蒸氣溢出。）打好的湯倒回深鍋加鹽調味，用中小火加熱。

食用時把湯舀到碗中，各加一點檸檬汁提味。

變化：若你不喜歡蘆筍但也想攝取它的高鹼性，把花椰菜的量加成兩倍。這個變化讓這道湯變成濃湯，蘆筍味沒那麼強但一樣美味。

如果你喜歡冷湯，大概很難找到比這道湯更棒的了。10 分鐘就能上桌，這個冷湯滋味豐富迷人，但不會過於強烈，能讓拒喝冷湯的人回心轉意。這道湯富含鹼性營養，味道和酸鹼質都不馬虎。從碗裡舀來喝，或裝進烈酒杯在派對上分享。

最適合在派對上分享
酪梨黃瓜冷湯

4 人份的主菜，32 杯烈酒杯

1 又 1/2 杯（360 毫升）水

3 杯（435 克）削皮去籽切丁的小黃瓜，並多準備一點裝飾用

2 顆酪梨，去核削皮切塊，並準備 1 顆酪梨去核削皮切片裝飾用

1/4 杯（7 克）芝麻葉

1/4 杯（7 克）切碎的平葉巴西利葉，並多準備一點裝飾用

3 又 1/2 大匙現榨萊姆汁

2 大匙冷壓初榨橄欖油

1 大匙切碎的青蔥（蔥綠和蔥白都要）

2 小匙蒜末（約 2 瓣）

1/2 小匙切碎的塞拉諾辣椒，視口味斟酌

1 小匙天然鹽（請見 38 頁介紹），視口味斟酌

把所有食材加進果汁機，高速攪打 1 至 2 分鐘直到綿密柔滑。視個人喜好調整辣度。將湯倒入大碗並覆蓋，放入冰箱冰 2 小時。

從冰箱取出加鹽調味。食用時在每碗湯上排好酪梨片，擺一點黃瓜丁並灑上巴西利葉。（若用烈酒杯，省略酪梨裝飾或把酪梨片切成小塊。）

這道食譜證明了基本的蒜泥醬（法國人叫作 pistou）也能把簡單的湯變得超美味。這是我男友史考特最愛的一道菜，為了增加樂趣，我會變換不同的蔬菜和豆類，以及蒜泥醬口味（日曬番茄乾和夏威夷豆蒜泥醬就很好吃）。如果要冷凍這道湯，請將湯及蒜泥醬分開，不要加檸檬汁。用食物調理機可以輕鬆地做蒜泥醬，但我用果汁機，做出來的口感最綿密。

我把這道湯調製的很清淡，讓蒜泥醬成為主角。蒜泥醬可以加點味噌，就看個人喜好，若加入濃郁的起司，味道會很棒，總之，在湯裡拌入蒜泥醬後，你會超震撼！這個湯和蒜泥醬原則上應該要一起食用，但若是真的遇到不喜歡蒜味的人，我還是會省略蒜泥醬，再增加香草的量和鹹度，然後放一點義大利麵。

百搭蒜泥醬
白豆蔬菜蒜香湯

8 人份的前菜，6 人份的主菜；1 又 3/4 杯（420 克）蒜泥醬

湯

2 大匙橄欖油

2 瓣蒜末

1 顆切丁的黃洋蔥

天然鹽（請見 38 頁介紹）及現磨黑胡椒

2 根切丁的西洋芹

1 顆切丁的胡蘿蔔

2 顆紅皮馬鈴薯，去皮切丁

2 小匙切碎的迷迭香

2 小匙切碎的百里香

1 根櫛瓜切丁

1 杯（125 克）克切段的青豆（1 吋 /2.5 公分大小）

10 杯（2.4 公升）蔬菜高湯（請見 115 頁）

1 罐（15 盎司 / 425 克）鷹嘴豆，瀝乾洗淨

1 罐（15 盎司 / 425 克）白豆，瀝乾洗淨

1/2 杯（50 克）無麩質或一般的貝殼麵

1/2 杯（25 克）切碎的平葉巴西利葉

1/2 杯（40 克）切碎的青蔥（蔥綠和蔥白都要）

蒜泥醬

1/3 杯（80 毫升）冷壓初榨橄欖油

2 杯（340 克）新鮮或冷凍豌豆

1/2 杯（70 克）去皮生杏仁條或烤熟的松子

1 小匙蒜末（約 1 瓣）

1 大匙又 2 小匙現榨檸檬汁

1 小匙天然鹽，視口味斟酌

1/4 小匙現磨黑胡椒

2 大匙切碎的平葉巴西利葉

1/8 小匙檸檬皮屑（可省略）

1 小匙白味噌醬（可省略，但會讓蒜泥醬變得超棒）

1 至 2 顆檸檬，去籽切成角狀

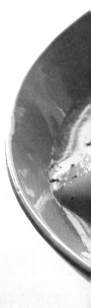

首先煮湯。用大型長柄深鍋中火熱油，加入大蒜、洋蔥、1/4 小匙鹽和 1/8 小匙黑胡椒，炒 5 分鐘至洋蔥透明軟熟。加入西洋芹、胡蘿蔔和馬鈴薯，再炒 5 分鐘，加入迷迭香和百里香。加入櫛瓜、青豆、高湯、鷹嘴豆、白豆和貝殼麵，大火煮滾，再轉成中大火滾煮 10 至 15 分鐘，直到貝殼麵彈牙。轉成中小火，加入巴西利葉和青蔥，慢煮 5 分鐘，依個人喜好加鹽及黑胡椒調味。

做蒜泥醬。把所有食材加進果汁機，高速攪打 30 至 60 秒直到綿密且均勻混合。

可斟酌調味（根據個人喜好，多加點鹽）。

食用時，在碗底放數大匙蒜泥醬，舀入高湯。搭配檸檬角及剩下的蒜泥醬。

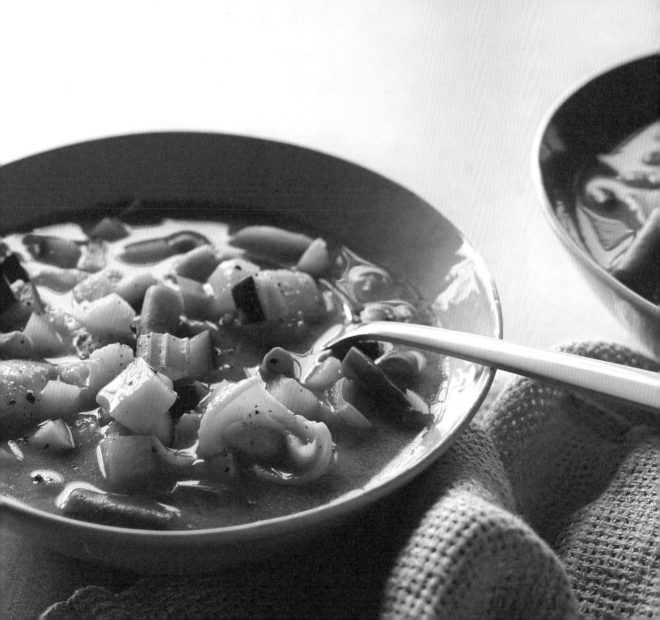

這道湯的名字說明了一切，每一口都有爆炸性的美味。混合了甜和辣味，這道可當作前菜或主菜的冷湯，放置一陣子後味道更醇厚。事實上，味道的改變相當明顯，特別是洋蔥味。跟超棒的桑格莉亞（174 頁）一樣，這道湯隔夜更好喝。做完後幾小時就很美味了，等待冷藏的三小時感覺也沒那麼煎熬。

每一口都有爆炸性的美味
西班牙西瓜冷湯

8 人份的前菜，6 人份的主菜

4 杯（640 克）切大塊的無籽西瓜，再加 6 杯（960 克）西瓜丁

2 杯（300 克）番茄丁

1 杯（145 克）削皮去籽切丁的黃瓜

1/2 杯（70 克）切丁的紅甜椒

2 大匙切丁的紫洋蔥，視口味斟酌

3 大匙切碎的羅勒

3 大匙切碎的薄荷

3 大匙現榨檸檬汁，視口味斟酌

1 小匙萊姆皮屑

2 小匙薑末

1/2 小匙綠塞拉諾辣椒末，視口味斟酌

1/2 大匙天然鹽（請見 38 頁），視口味斟酌

1 小撮現磨黑胡椒

將 4 杯切塊的西瓜放入果汁機，高速攪打 30 至 60 秒打成汁。倒入大盆，加 6 杯西瓜丁和所有剩下的食材，攪拌均勻。可斟酌調味（根據個人喜好，多加點洋蔥、萊姆汁、辣椒或鹽）。

覆蓋冷藏至少 3 小時，但最好等 12 至 24 小時，讓味道均勻並形成鮮豔的紅色。食用前再次確認調味（若太辣可多加萊姆汁），搭配多餘的萊姆汁及鹽。

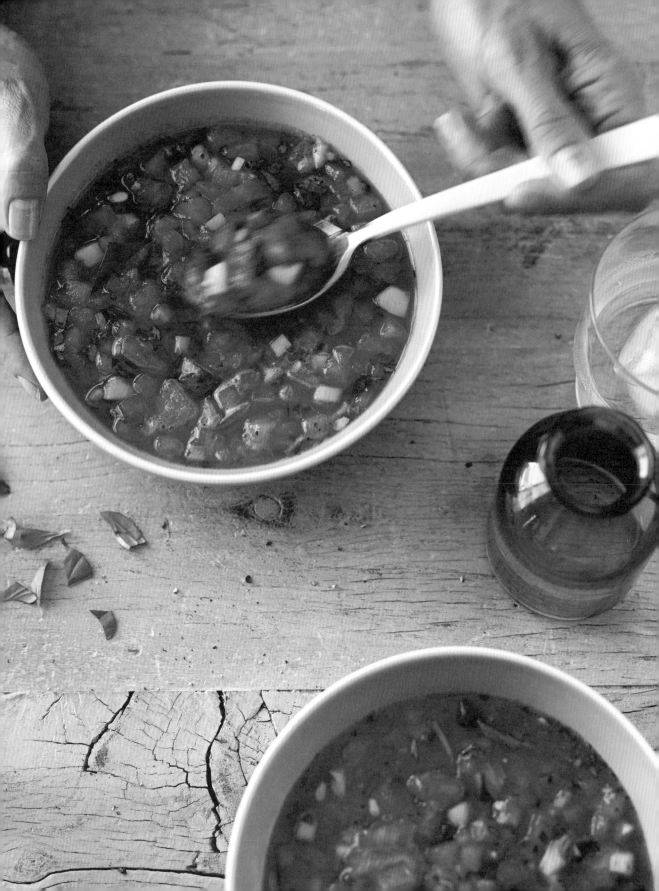

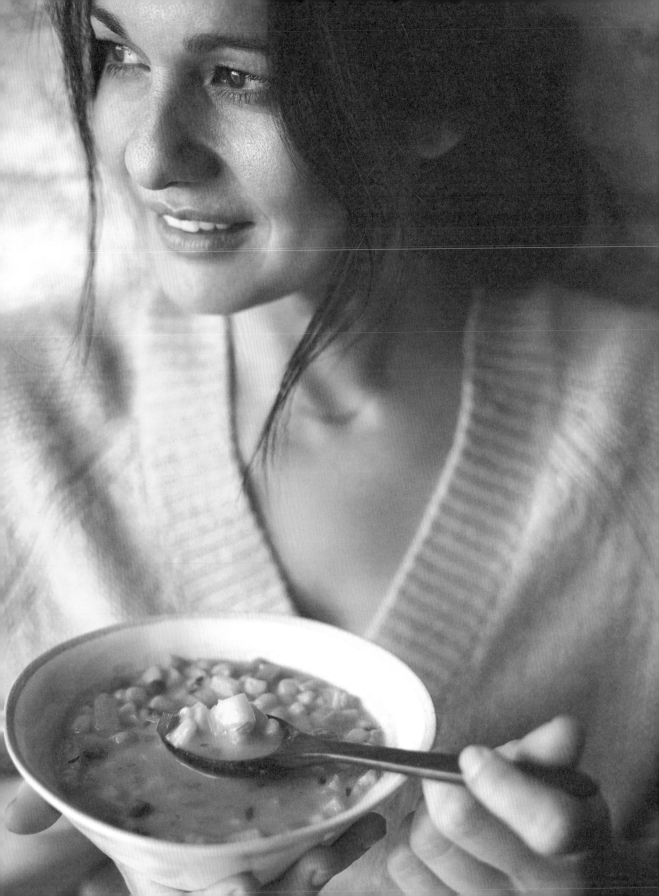

我應該把這道食譜命名為「玉米巧達濃湯裡的百里香登場了！」這種香草和巴西利葉一樣，在這道濃湯中非常美味。我都快唱起歌來了。我沒有加鼠尾草和迷迭香，但你可以嘗試。玉米不好消化，所以我很少吃，只有這道湯例外。我費盡心力尋找非基改玉米，搭配鹼性食材平衡高糖份及酸性（請見 35 頁）。這是終極的療癒食物。

療癒身心靈
百里香玉米巧達濃湯

8 人份的前菜，6 人份的主菜

2 大匙橄欖油或葡萄籽油	1 顆紅甜椒，去籽切丁	1 大匙又 1 小匙切碎的百里香
2 瓣蒜末	2 顆紅皮馬鈴薯，削皮切丁	5 杯（1.2 公升）蔬菜高湯（請見 115 頁），視口味斟酌
1 顆切碎的黃洋蔥	6 杯（1.1 公斤）玉米粒（8 至 10 根新鮮或解凍玉米）	
天然鹽（請見 38 頁）及現磨黑胡椒	1 杯（50 公克）切碎的扁葉香芹	1 杯（240 毫升）罐裝椰奶（搖勻）
2 根西洋芹切丁		
2 顆胡蘿蔔切丁		

用大型長柄深鍋中火熱油，加入大蒜、洋蔥、1/4 小匙鹽和 1/8 小匙黑胡椒，炒 5 分鐘至洋蔥透明軟熟。加入西洋芹、胡蘿蔔、甜椒和馬鈴薯，再炒 5 分鐘。加入玉米、一半的百里香葉和 1 大匙百里香。倒入足量的水蓋過蔬菜，大火煮滾，再轉成中火倒入椰奶，加鹽調味。燉煮 25 分鐘直到蔬菜軟熟。離火待湯略微冷卻，將 2 杯湯倒入果汁機，高速攪打 30 至 60 秒直到柔滑。（記得拿掉果汁機的塑膠小蓋並用抹布蓋住開口，讓攪打時的蒸氣溢出。）打好的湯倒回深鍋中剩下的湯裡，攪拌均勻，用小火加熱。加入剩下的 1/2 杯（25 克）巴西利葉及 1 小匙百里香。以鹽和黑胡椒調味後食用。

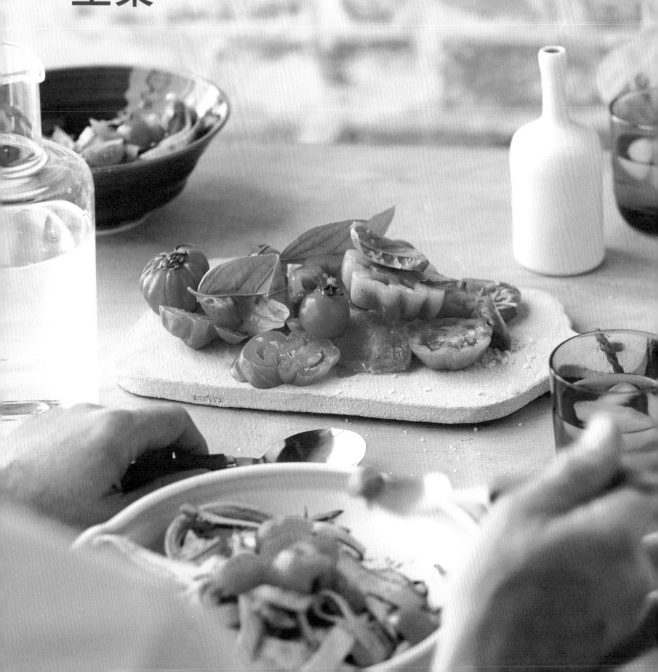

第七章

主菜

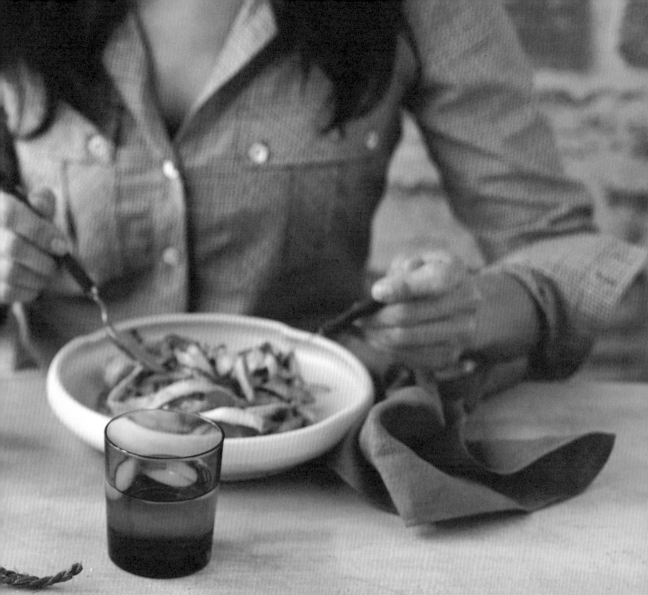

風靡全球的主菜
這世界不能沒有披薩

4 到 8 人份的前菜，2 人份的主菜

2 片現成無麩質或一般的薄披薩皮（8 至 10 吋 /20 至 25 公分）

橄欖油

2 杯（300 克）切丁的黃洋蔥（約 1 顆洋蔥）

天然鹽（請見 38 頁介紹）及現磨黑胡椒

2 顆黃金馬鈴薯（Yucon gold potato）或類似的品種，洗淨削皮切成薄片

1 小匙切碎的迷迭香（新鮮的）

2 杯（44 克）芝麻葉

醬汁

1/2 杯（120 毫升）橄欖油

1/4 杯（60 毫升）巴薩米可陳酒醋

1 大匙切碎的新鮮迷迭香

1 小匙切碎的大蒜（約 1 瓣）

1/4 小匙天然鹽

1 小撮現磨黑胡椒

照包裝說明預烤披薩皮，從烤箱取出後放在抹了少許油的烤盤上，烤溫調到華氏 450 度／攝氏 220 度。（如果披薩皮不需要預烤，照上面或包裝指示的溫度預熱烤箱。）

平底鍋中火熱 2 大匙橄欖油，加入洋蔥和 1 小撮鹽跟黑胡椒，炒 10 至 15 分鐘直到洋蔥變成焦糖色備用。

馬鈴薯片放進攪拌盆，加 1/2 小匙鹽和 1 小撮鹽跟黑胡椒，用手均勻抹上薯片。（避免烘烤時捲曲。）備用。

製作醬汁時把所有食材倒進果汁機，高速攪打 30 至 60 秒，直到油醋乳化。

一片披薩皮抹 1 至 1 又 1/2 大匙的醬汁，舖上洋蔥和馬鈴薯（用圓餅皮我會把薯片排成圓形，小片的放中間），再灑 1/2 小匙迷迭香。

烘烤披薩約 20 分鐘，直到馬鈴薯烤透且金黃。從烤箱取出披薩略微冷卻，食用前在披薩上淋 1 至 2 大匙（或更多）的醬汁。芝麻葉拌入 1/2 小匙橄欖油，每片披薩各放 1 杯的芝麻葉蓋住馬鈴薯。搭配剩餘的醬汁食用。

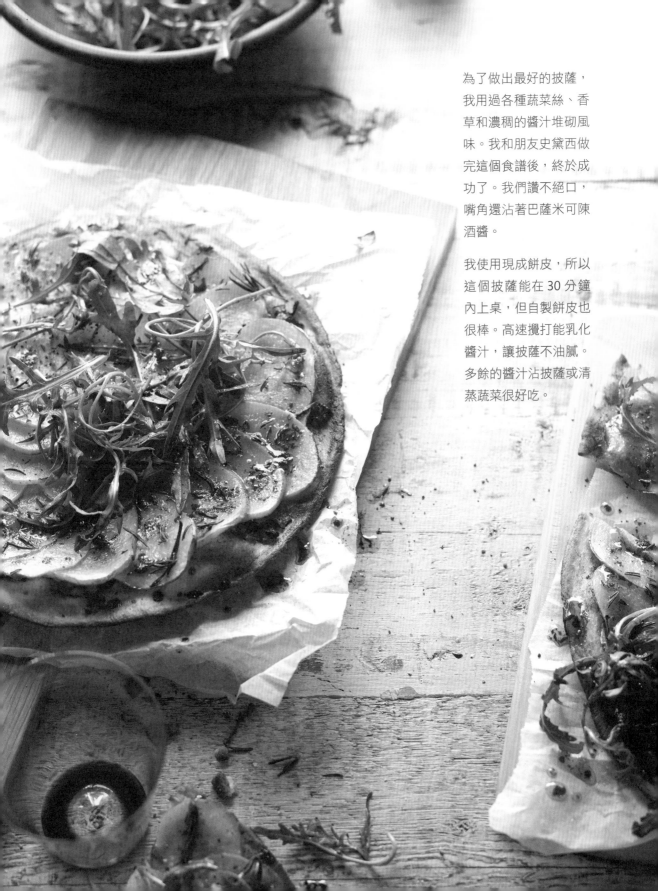

為了做出最好的披薩，我用過各種蔬菜絲、香草和濃稠的醬汁堆砌風味。我和朋友史黛西做完這個食譜後，終於成功了。我們讚不絕口，嘴角還沾著巴薩米可陳酒醬。

我使用現成餅皮，所以這個披薩能在 30 分鐘內上桌，但自製餅皮也很棒。高速攪打能乳化醬汁，讓披薩不油膩。多餘的醬汁沾披薩或清蒸蔬菜很好吃。

誰不喜歡好吃的青醬？（請見 124-125 頁的照片）很可惜，純素食譜（少了帕馬森起司提味）通常味道都很平淡不及格。不過，我的配方可不會這樣，秘密是什麼？是高蛋白質的味噌！如果你冰箱裡沒有味噌，請馬上去買來用。這個神奇的食材（我喜歡未經巴氏殺菌，用米和鷹嘴豆做的白味噌和黃味噌）能改變一切，我經常靠它來提升料理的風味。這道簡單的菜能在短短 20 分鐘內完成。如果沒有高速果汁機，用食物調理機也能做出來。也可以選擇搭配櫛瓜裸食麵，讓這道菜富含鹼性。無論如何，這都是一道超快速的料理。

用味噌取代起司
超快速青醬麵

4 人份

1 磅（450 克）無麩質或一般的義大利麵（或 4 根櫛瓜「麵」，請見下面的附註）

1 杯（150 克）切半的小番茄（可省略）

青醬

1/3 杯（80 毫升）冷壓初榨橄欖油，視口味斟酌

3 杯（75 克）羅勒

1/2 杯（70 克）生的或烤熟的松子

2 瓣大蒜，視口味斟酌

2 大匙現榨萊姆汁，視口味斟酌

1 小匙白味噌或黃味噌（請見 208 頁採買指南）

1 小撮辣椒片，視口味斟酌（可省略）

1/4 小匙天然鹽（請見 38 頁介紹），視口味斟酌

現磨黑胡椒

1 顆削皮去核的酪梨

大火煮滾一大鍋滾水，加入義大利麵並按照包裝的說明烹煮。麵條煮到你喜歡的熟度後，瀝乾並放在餐盤上備用。

煮義大利麵時製作青醬。把橄欖油、羅勒、松子、大蒜、檸檬汁、味噌、辣椒片和鹽丟進果汁機，高速攪打 30 至 60 秒直到均勻混合。加入黑胡椒並斟酌調味（根據個人喜好，多加點大蒜、檸檬汁、辣椒片或鹽）。

把青醬倒入碗中，加進酪梨壓成泥，動作要快以免酪梨變色。青醬拌入義大利麵，多淋點橄欖油攪拌，調成喜歡的稠度。在麵上擺小番茄後立刻食用。

螺旋蔬菜切片器

這種便宜又好用的機器能把蔬菜切成麵條狀的細絲，做出無麩質裸食「麵」。

一大碗辣豆泥是最極致的療癒食物，這個食譜有滿滿的蔬菜和溫暖的香料。人人都很喜歡，而且做法也很簡單。辣度取決於使用的辣椒粉種類。這些味道強烈的異國香料，做出來的食物可能會辣到不行，但我的食譜很溫和，還帶點甜味。也別只侷限於運用我寫的這些豆類，這只是我個人喜歡的組合。

溫暖又療癒的
番茄辣豆泥

6 到 8 人份

2（14.5 盎司 /411 克）罐無鹽全顆或切塊番茄（不要用碎番茄）

2 大匙番茄糊

2 杯（480 毫升）蔬菜高湯（請見 115 頁）

2 大匙橄欖油

1 大匙蒜末（3 到 4 瓣）

2 杯（300 克）切碎的洋蔥（約 1 顆大型洋蔥）

1/2 杯（66 克）切丁的西洋芹（約 2 根）

1 杯（160 克）切丁的胡蘿蔔（約 1 根胡蘿蔔）

1/2 杯（70 克）切丁的紅甜椒

1/2 杯（70 克）切丁的橘甜椒或黃甜椒

2 小匙天然鹽（請見 38 頁介紹）

1 小匙乾奧勒岡葉

2 小匙孜然粉

1 小匙煙燻紅椒粉

3 大匙辣椒粉

1/2 小匙現磨黑胡椒

1 杯（90 克）切丁的洋菇或小波特菇

1/2 杯（68 克）切丁的櫛瓜

2 杯（300 克）切丁的番茄

1（15 盎司 /425 克）罐紅腰豆，瀝乾洗淨

1（15 盎司 /425 克）罐花豆，瀝乾洗淨

1（15 盎司 /425 克）罐白豆，瀝乾洗淨

1 片月桂葉

1 大匙現榨萊姆汁

1/4 杯（7 克）又 2 大匙切碎的芫荽葉

1 顆酪梨，削皮去核切片

把罐裝番茄及其汁液、番茄糊及高湯倒入果汁機，低速瞬轉數下大致混和，備用。

用長柄深鍋中火熱橄欖油，加入大蒜、洋蔥、西洋芹、胡蘿蔔、甜椒及 1 小匙鹽炒 5 分鐘左右直到蔬菜軟熟。加入奧勒岡葉、孜然粉、紅椒粉、辣椒粉及黑胡椒炒 30 秒，倒入菇類及櫛瓜炒拌均勻。加入打碎的番茄、番茄丁、豆類、月桂葉及剩下的 1 小匙鹽，煮滾後轉小火。燉煮 30 至 40 分鐘，不時攪拌，直到收乾 1/3 的湯汁。

離火拌入萊姆汁及 1/4 杯（7 克）的芫荽葉。食用時裝入碗裡舖上酪梨片，灑上剩餘的芫荽葉裝飾。

我朋友史黛西叫我把我們一起做的蘑菇濃醬變成一道主菜。「這不是配菜，」她說：「這可是主角！」這道奶醬麵簡單快速，沒有高脂肪一樣香濃可口。使用各種不同的異國菇類，把這道菜變成令人讚嘆的美味。

別懷疑這真的很低脂
香濃菇菇奶醬麵

4 人份

3 大匙橄欖油

1/2 杯（75 克）切丁的黃洋蔥

2 小匙蒜末（約 2 瓣）

6 杯（540 克）切片的白蘑菇

2 杯（480 毫升）蔬菜高湯（請見 115 頁）

12 盎司（345 克）嫩豆腐或板豆腐

3 大匙醬油

1 小匙切碎的百里香（新鮮的）

1/8 小匙現磨黑胡椒，視口味斟酌

天然鹽（請見 38 頁介紹）

12 盎司（345 克）無麩質或一般的義大利寬扁麵或細圓麵

1/4 杯（12 克）切碎的平葉巴西利葉，並多準備些裝飾用

2 大匙切碎的蝦夷蔥

用長柄深鍋中大火熱 1 大匙橄欖油，加入洋蔥炒 5 分鐘左右直到透明軟熟。轉小火再加 2 大匙油，加入大蒜及菇類炒約 15 分鐘直到蘑菇變軟。離火備用。

將 1 杯（240 毫升）蔬菜高湯及豆腐倒進果汁機，高速攪打 30 至 60 秒直到綿密柔滑。加入約 1 杯（180 克）炒好的蘑菇，瞬轉數次打碎。質地要呈現顆粒狀而不是泥狀。

打好的蘑菇豆腐泥倒入長柄深鍋，加入醬油、百里香和黑胡椒。大火煮滾後轉成中火燉煮約 5 分鐘，不時攪拌直到醬汁變濃。轉大火加入 1/2 杯（120 毫升）剩下的高湯，煮至微滾後轉成中大火，燉煮約 10 分鐘直到收乾剩一半的醬汁。再次轉大火並加入剩下的高湯，煮至微滾後轉成中火再燉煮 10 分鐘直到濃稠。蓋上鍋蓋保溫。

照包裝的說明煮熟義大利麵，瀝乾後倒進蘑菇醬汁。加入巴西利葉攪拌均勻，用鹽及黑胡椒調味，以分享式的大盤食用，灑上蝦夷蔥及巴西利葉裝飾。

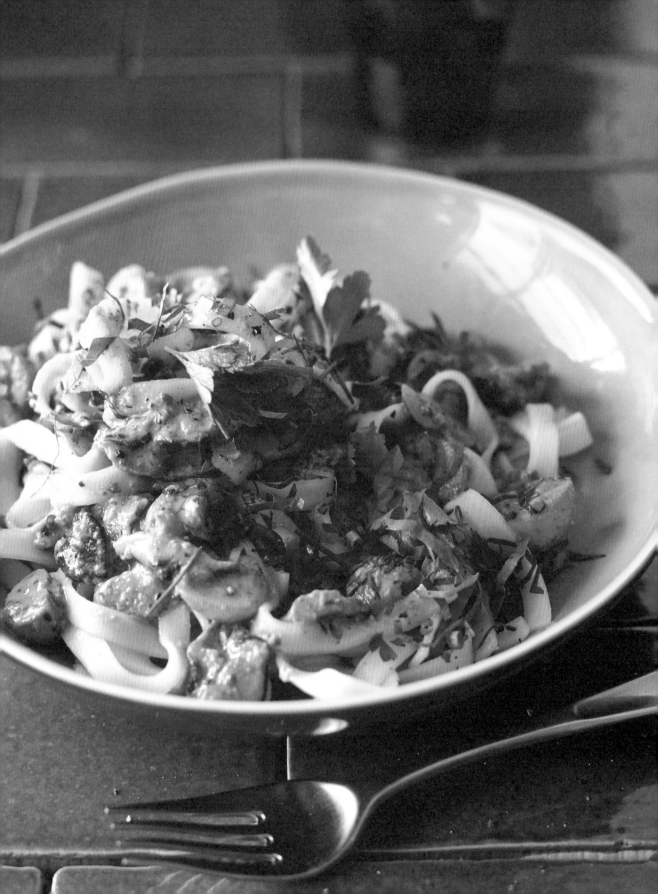

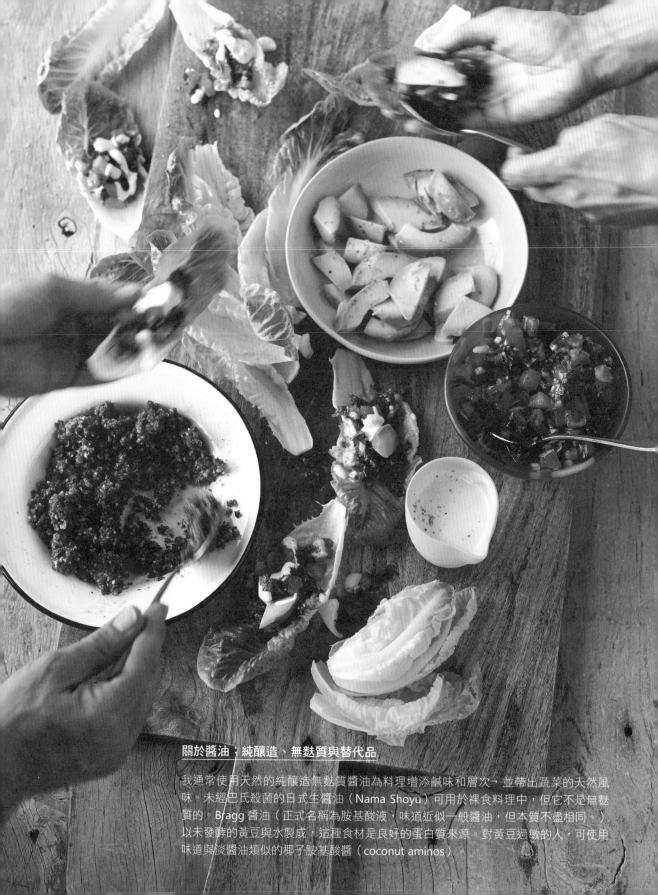

關於醬油：純釀造、無麩質與替代品

我通常使用天然的純釀造無麩質醬油為料理增添鹹味和層次，並帶出蔬菜的天然風味。未經巴氏殺菌的日式生醬油（Nama Shoyu）可用於裸食料理中，但它不是無麩質的。Bragg 醬油（正式名稱為胺基酸液，味道近似一般醬油，但本質不盡相同。）以未發酵的黃豆與水製成，這種食材是良好的蛋白質來源。對黃豆過敏的人，可使用味道與淡醬油類似的椰子胺基酸醬（coconut aminos）。

這道「肉」塔可餅和真正的肉製品十分類似，但充滿活性酵素及鹼性食材。這個超級好吃的塔可餅 30 分鐘內就能上桌，使用食物調理機製作的效果比一般果汁機好。使用非基因改造的玉米餅皮代替或包在蘿蔓外面，更具傳統塔可風味。若不想吃蘿蔓，也可加入其他的生菜絲。嗑掉一整份之後，我朋友丹妮絲大叫：「我想被塔可埋起來！」

用生菜取代麵餅
沒有肉一樣超好吃的塔可餅

8 人份的前菜，4 人份的輕食午餐或主菜（16 至 20 個塔可餅）

餡料

1/2 杯（55 克）生核桃

1/2 杯（70 克）去皮生杏仁條

1/2 杯（45 克）泡軟、瀝乾、切碎的日曬番茄乾（請見 24 頁）

2 大匙冷壓初榨橄欖油

1 小匙孜然粉

1 小匙芫荽籽粉

1/8 小匙大蒜粉

1/8 小匙洋蔥粉

1/8 小匙辣椒粉

1 又 1/2 小匙醬油，視口味斟酌

1/8 小匙天然鹽（請見 38 頁介紹），視口味斟酌

1 大匙切碎的平葉巴西利葉

莎莎醬

1 杯（150 克）切丁的番茄

1 又 1/2 大匙切碎的芫荽葉，視口味斟酌

1 大匙切丁的紫洋蔥，視口味斟酌

1 小匙冷壓初榨橄欖油

1 小匙現榨萊姆汁，視口味斟酌

1/4 小匙蒜末，視口味斟酌

1/4 小匙塞拉諾辣椒末，視口味斟酌

天然鹽

1 小撮現磨黑胡椒

20 片中至大型蘿蔓生菜，或其他可折疊但不過軟的生菜，洗淨甩乾

1 至 2 顆削皮去核切片的酪梨，裝飾用

超好吃發酵乳醬（119 頁），裝飾用

首先製作餡料。將核桃和杏仁放入高速果汁機或食物調理機，瞬轉打碎。加入日曬番茄乾、橄欖油、香料、醬油、鹽和巴西利葉，瞬轉打碎番茄讓餡料混合均勻，直到看起來「像肉一樣紅紅的」。可斟酌調味（根據個人喜好，多加點醬油和鹽），備用。

接著製作莎莎醬。將番茄、芫荽葉、洋蔥、橄欖油、萊姆汁、大蒜、辣椒、1/4 小匙和黑胡椒拌勻。可斟酌調味（根據個人喜好，多加點芫荽葉、大蒜、辣椒、萊姆汁、洋蔥或鹽）。

包塔可餅時，挖 1 大匙左右的餡料（看生菜的大小）放到葉片上，加 1 匙莎莎醬、幾片酪梨並淋一點發酵乳醬。依序做完所有的塔可餅。

這個傳統泰式炒河粉的純素版食譜，辣味和酸味間有著美妙的平衡。我喜歡快速醃菜的酸味，這是我從好友艾達身上學來的。有一天我和她跟我們的泰式炒河粉迷好友妮奇，一起做了這道菜，艾達想多加點萊姆汁，妮奇想多加點糖，而我想再辣一點。泰式炒河粉就是這樣，每個人都有自己喜好的調味。因此，這個食譜我設計的相當中性，可以根據個人喜好斟酌調味。

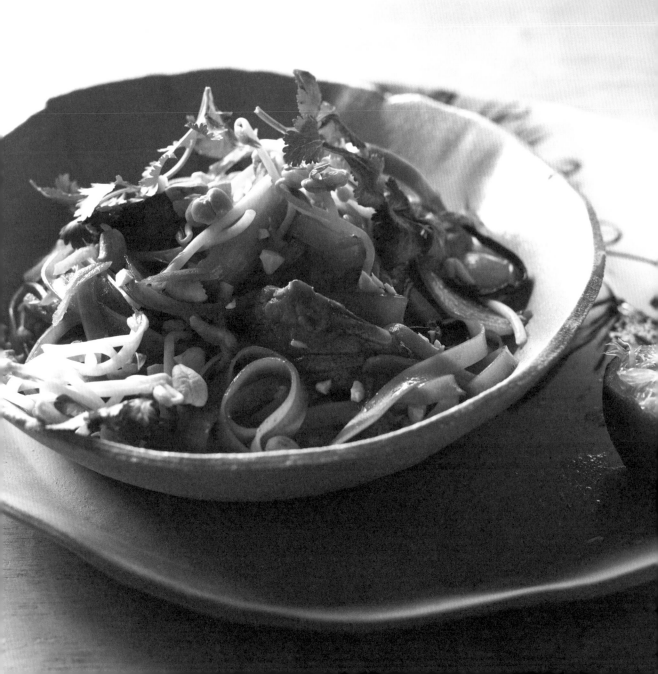

酸辣間的美妙平衡
大家都愛泰式炒河粉

2 至 4 人份

1 包（14 盎司 /395 克）泰式河粉

2 大匙蘋果醋

1 大匙椰子糖

2 顆小櫻桃蘿蔔

1 又 1/2 根胡蘿蔔

2 大匙醬油，視口味斟酌

2 大匙熟芝麻油

2 小匙現榨萊姆汁，視口味斟酌

8 盎司（230 克）切薄片的天貝，或切丁的板豆腐

4 根青蔥，斜切成 2 吋（5 公分）長的蔥段（蔥綠與蔥白都要）

2 顆小白菜，切成細長條

天然鹽（可省略，請見 38 頁介紹）

醬汁

1/4 杯（60 毫升）熟芝麻油

1/4 杯（60 毫升）又 3 大匙醬油

1/4 杯（60 毫升）又 3 大匙椰糖蜜（或其他天然甜味劑，請見 39 頁）

2 大匙現榨萊姆汁

1 又 1/2 小匙蒜末（約 2 瓣）

1 又 1/2 小匙薑末

1 小匙紅咖哩醬，視口味斟酌

1/8 小匙乾辣椒片

2 杯（120 克）豆芽，裝飾用

1 杯（140 克）切大塊的無鹽生腰果，裝飾用

芫荽葉，裝飾用

1 顆萊姆，切成角狀裝飾用

照包裝的指示泡軟河粉，備用。

在小碗中混勻醋及椰子糖，櫻桃蘿蔔及半根胡蘿蔔削成絲放入玻璃盆，淋上椰子糖醋汁，蓋好玻璃盆冷藏。

中大火熱平底鍋，加入醬油、芝麻油和萊姆汁混勻。放入天貝單面各煎 3 分鐘，直到微脆金黃。鍋子離火備用。

製作醬汁時，把芝麻油、醬油、椰糖蜜、萊姆汁、大蒜、薑、咖哩醬和辣椒片加進果汁機，高速攪打 30 秒左右混合均勻。醬汁倒入炒菜鍋，大火煮至微滾。剩下的胡蘿蔔切成細絲。轉成中火，加入青蔥和胡蘿蔔拌炒 5 分鐘。加入小白菜再炒 1 分鐘，直到小白菜炒熟。加入河粉炒熱並均勻裹上醬汁，約 2 分鐘。加入天貝小心地炒。從冰箱中拿出醃蘿蔔，瀝乾水份，加入炒河粉中輕輕拌勻。可斟酌調味（根據個人喜好，多加點醬油、咖哩醬、萊姆汁或少許鹽）。

分裝到個人小盤或大盆共食。灑上豆芽菜、一小把腰果和切碎的芫荽葉。以萊姆角裝飾。

充滿豐富的口感和繽紛的色澤，這道菜是個十足的贏家。飽足的口感讓人覺得彷彿吃了高熱量罪惡感食物，如果有剩下的食材，這個千層麵能疊的更高。不用一般果汁機而用食物調理機製作番茄醬，效果會更好。若你在執行鹼性飲食，用黃芥末粉代替味噌（發酵食物）。這道食譜看似費工，但真的能在一小時內完成，如果能找個朋友幫忙更輕鬆。我保證，結果是很值得的。

充滿飽足感
低熱量活力千層麵

4 人份

4 根大型櫛瓜，最好是 2 綠 2 黃

4 顆大型番茄

8 大片羅勒葉

2 大匙冷壓初榨橄欖油

2 小匙芝麻鹽（138 頁）或芝麻粒（可省略）

番茄醬

2 大匙冷壓初榨橄欖油

1 杯（90 克）切碎的日曬番茄乾（若用油漬的請瀝掉油擦乾）

1/2 杯（75 克）切塊的番茄

1/4 杯（7 克）羅勒

1 大匙切塊的紫洋蔥

3/4 小匙切塊的大蒜（約 1 瓣）

1/4 小匙天然鹽（請見 38 頁介紹）

1/8 小匙現磨黑胡椒

1 小撮辣椒片，視口味斟酌

夏威夷豆起司

1 杯（140 克）無鹽生夏威夷豆，泡軟（請見 22 頁）

1 又 1/2 大匙現榨檸檬汁或萊姆汁，視口味斟酌

1 小匙蒜末（約 1 瓣），視口味斟酌

2 小匙白味噌醬或 1 小匙黃芥末粉

1/4 小匙天然鹽，視口味斟酌

2 大匙切碎的芫荽葉

青醬

1/2 杯（120 毫升）冷壓初榨橄欖油

2 又 1/2 大匙現榨檸檬汁，視口味斟酌

5 杯（125 克）羅勒

1/2 杯（11 克）芝麻葉

3/4 杯（90 克）去皮生杏仁、無鹽生夏威夷豆或生松子

2 小匙白味噌醬，視口味斟酌

2 小匙蒜末（約 2 瓣），視口味斟酌

3/4 小匙天然鹽，視口味斟酌

1/8 小匙現磨黑胡椒，視口味斟酌

切掉櫛瓜蒂，用寬削皮刀或起司刀，把櫛瓜削成 1/8 吋（3 厘米）厚的長條。大約會做出 40 片。（黃櫛瓜籽較多，所以削出來可用的比較少。）保留最外層及中間帶籽的櫛瓜片，以後用來打果昔或湯。其餘櫛瓜片備用。

番茄切成 1/2 吋（1 公分）厚的圓片，平舖在餐巾紙上吸乾水份。

製作番茄醬汁。照順序把橄欖油、日曬番茄乾、番茄、羅勒、洋蔥、大蒜、鹽、黑胡椒和辣椒片放入高速果汁機（或食物調理機），低速瞬轉至均勻混合。依個人喜好斟酌辣椒片的量，若多加請再次打勻醬汁，備用。

製作夏威夷豆起司。把夏威夷豆、1/2 杯（120 毫升）水、檸檬汁、大蒜、味噌醬和鹽放入高速果汁機（或食物調理機），高速瞬轉一次，再低速攪打 10 至 20 秒，直到均勻混合且鬆軟。若質地太乾太粗糙且看得到堅果粒，再多加點水，一次 1 小匙慢慢加，直到呈現濃稠的乾鷹嘴豆泥質地。可斟酌調味（根據個人喜好，多加點大蒜、檸檬汁或鹽）。把起司倒入盆中，拌進芫荽葉備用。（附註：若在攪打時加芫荽葉，起司可能會變綠色的。）

製作青醬。照順序把橄欖油、檸檬汁、羅勒、芝麻葉、杏仁、味噌醬、大蒜、鹽和黑胡椒放高速果汁機（或食物調理機），高速瞬轉一次，再低速攪打 10 至 20 秒，直到均勻混合。可斟酌調味（根據個人喜好，多加點檸檬汁、味噌醬、大蒜、鹽或黑胡椒）。

堆疊千層麵，在 4 個餐盤上各並排 3 片綠櫛瓜片打底，用刮刀或刀的鈍面在各個底上抹 1/4 杯（60 毫升）番茄醬。番茄醬上舖 3 片黃櫛瓜片，接著各抹 1/4 杯（30 克）起司，並排放上 2 片番茄。再疊上 3 片綠櫛瓜片，抹 1/4 杯（60 克）青醬並舖上 2 片番茄，番茄上放 2 片羅勒。

每個千層麵塔上淋 1 又 1/2 小匙小匙橄欖油，灑一點芝麻鹽後食用。

芝麻鹽

芝麻鹽是長壽保健飲食法的調味料，以磨碎的熟芝麻粒和海鹽製成。這種高鈣的調味料是海鹽的良好替代品，我經常運用於主菜的最後調味，但也能運用於穀物、炒菜、沙拉和蒸蔬菜中。現成的芝麻鹽可在健康食品店或網路上買到（請見 208 頁採買指南）。若想自製，將 1 杯生芝麻用乾鍋烘熟，直到開始爆開並散發出香氣。待冷卻後混合 1 又 1/2 大匙天然鹽（請見 38 頁介紹），用研磨缽或香料研磨機將芝麻磨到半碎。放入密封玻璃罐最多可保存 3 個月。

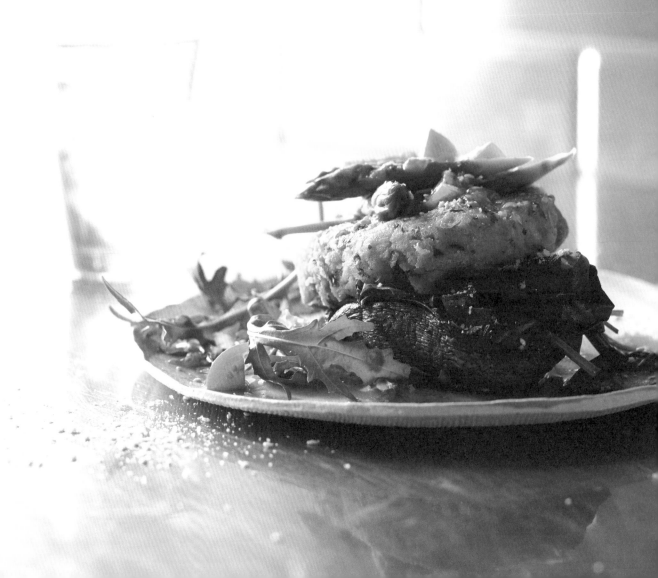

這是我最喜歡的素漢堡。厚實且滋味豐富，這個漢堡排比市售的成品更有嚼勁又多汁。若用一般的果汁機打不碎鷹嘴豆，可用馬鈴薯壓匙或食物調理機，加入檸檬汁、檸檬皮屑和高湯壓成泥。請不要減少香料的量，這個量看似很多，但煎熟後會成為完美的平衡風味。這裡列出的蔬菜是我最喜歡的漢堡配料，可當作完整美味的一餐。然而，也可以搭配一般的漢堡包和沙拉，或任何你喜歡的東西。

厚實多汁
波特菇辣味鷹嘴豆漢堡

6 人份

漢堡排

3 大匙橄欖油

1 杯（150 克）切丁的黃洋蔥

1 大匙切碎的大蒜（約 3 瓣）

1 根綠塞拉諾辣椒，去籽去蒂切碎

2 大匙蔬菜高湯（115頁）

2 大匙現榨檸檬汁

1 小匙檸檬皮屑

1 又 1/2 杯（425 克）煮熟的鷹嘴豆，或 1 罐（15 盎司 /425 克）現成品，洗淨瀝乾

1 又 1/4 杯（180 克）煮熟的糙米

1 大匙醬油

1 小匙孜然粉

1/2 小匙芫荽籽粉

1/4 小匙紅椒粉

1/8 小匙辣椒粉

1/2 小匙天然鹽（請見 38 頁介紹）

1/2 杯（15 克）切碎的芫荽葉

1/2 杯（70 克）鷹嘴豆粉

6 顆大型波特菇，去蒂

橄欖油

24 根中等粗的蘆筍，摘掉頭尾

24 顆小番茄

天然鹽及現磨黑胡椒

1 又 1/2 小匙切碎的大蒜（約 1 大瓣）

6 杯（260 克）嫩菠菜

1 小匙醬油

3 杯（66 克）芝麻葉

2 又 1/2 小匙現榨檸檬汁

1 又 1/2 小匙芝麻鹽（請見前頁附註）或芝麻粒

製作漢堡排。平底鍋加入 1 大匙橄欖油以中火熱鍋，加入洋蔥炒 5 分鐘直到透明軟熟。加入大蒜和辣椒，再炒 5 分鐘，直到洋蔥開始上色。鍋子離火備用。

高湯、檸檬汁及檸檬皮屑倒入果汁機，加入鷹嘴豆，瞬轉至混合但仍呈粗顆粒狀。可能需要暫停攪打，並刮乾淨攪拌杯內部。用刮刀把鷹嘴豆泥挖到大型攪拌盆，請徹底刮乾淨攪拌杯。拌入糙米及炒好的洋蔥，再加入醬油、孜然粉、芫荽籽粉、紅椒粉、辣椒粉和鹽攪拌均勻。加入芫荽葉及剩下的 2 大匙橄欖油，攪拌至豆泥溼潤且均勻混合。慢慢加入鷹嘴豆粉並逐步攪拌，直到混合均勻。用手挖起 1/2 杯（125 克）豆泥，壓成 6 個直徑約 4 吋（10 公分）的漢堡排。把豆排放在盤子上包保鮮膜，冷藏至少 1 小時。

預熱烤箱至華氏 450 度（攝氏 235 度），大火煮滾一大鍋水。

波特菇放在大烤盤，凹面朝上淋 3 大匙橄欖油。烤 12 分鐘，直到可插入叉子。烤箱轉到最低溫讓波特菇保溫。

裝一盆冰塊水，蘆筍丟進滾水燙 2 分鐘，直到軟熟但仍有脆度。立刻把蘆筍泡進冰水中降溫，冷卻後瀝乾備用。

大平底鍋用中火熱 2 大匙橄欖油，在有點熱但還沒開始冒煙時，放入漢堡排，煎 4 至 5 分鐘直到上色，用兩個鍋鏟小心地翻面，再煎 4 至 5 分鐘，直到上色且熟透。（也可以把漢堡排壓成喜歡的厚度。）漢堡排和波特菇一起放進烤箱保溫。

小番茄對切（或整顆吃，依個人喜好而定）放入小碗，拌上 1 大匙橄欖油和少許鹽及黑胡椒備用。

炒鍋用中火熱 2 大匙橄欖油，在有點熱但還沒冒煙時，加入大蒜，炒 1 分鐘，再加入菠菜及醬油炒 1 分鐘，直到菠菜變軟但仍保持翠綠色澤。鍋子離火蓋上鍋蓋保溫。

大盆中拌勻芝麻葉及 2 大匙橄欖油、1/2 小匙檸檬汁和 1 小撮鹽。另一盆拌勻蘆筍、剩下的 2 大匙檸檬汁及 1 小撮鹽。

食用時，在 6 個餐盤上各堆 1/2 杯（11 克）的芝麻葉，以凹面朝上放波特菇，均勻鋪上菠菜，夾 1 片漢堡排，再擺盤番茄和蘆筍。每盤各淋 1/2 小匙橄欖油，並灑上 1/2 小匙芝麻鹽。

我和超愛咖哩的朋友艾達一起做了這道菜。請務必自製咖哩醬，那種新鮮又豐富的滋味，是量產的市售現成品絕對吃不到的。這個咖哩可搭配米或藜麥，用地瓜代替南瓜可縮短烹調時間。多加一點牛皮菜，可以增加葉綠素的攝取。

來自南洋的好風味
新鮮又豐富的檳城咖哩

4 人份

咖哩醬

3 顆（20 克）大型新墨西哥或加州乾辣椒

1/4 杯（60 克）生杏仁或腰果醬

1 大匙切碎的大蒜（約 3 瓣）

2 大匙切碎的香茅

1 大匙切碎的芫荽葉根，或 2 大匙切碎的芫荽葉莖

3 大匙切碎的火蔥（約 2 顆）

2 小匙薑泥

1 小匙薑黃粉

1/2 小匙綠豆蔻粉

1/4 小匙芫荽籽粉

1/2 小匙孜然粉

2 小匙現榨萊姆汁

1 小匙天然鹽（請見 38 頁介紹）

2 大匙葡萄籽油

2 又 1/2 杯（600 毫升）罐裝椰奶（搖勻）

1 大匙醬油

3 大匙椰子糖

4 杯（570 克）切丁的南瓜或紅肉地瓜

12 盎司（340 克）特硬板豆腐，切丁

1 把綠牛皮菜，切成絲狀或塊狀，視口味斟酌

1 大匙現榨萊姆汁，視口味斟酌

1/2 杯（70 克）生的或烘烤過的腰果，裝飾用

1/2 杯（14 克）九層塔或羅勒（大葉子切碎，小葉子保留整片），裝飾用

製作咖哩醬。用夾子夾著乾辣椒，直接放到小火上烘 5 至 10 秒；或用電熱爐烘 60 秒，直到膨脹。待辣椒冷卻後切成小塊，丟掉辣椒莖。裝一碗 1/2 杯（120 毫升）的水，加入辣椒（及籽），泡 10 至 15 分鐘至軟。將辣椒及浸泡的液體倒進果汁機，加入杏仁醬、大蒜、香茅、芫荽葉、火蔥、薑、香料、萊姆汁和鹽，高速攪打 1 至 2 分鐘至綿密。咖哩醬放入密封容器冷藏備用，最多可保存 1 週。

大型長柄深鍋用中大火熱葡萄籽油，加入咖哩醬以木匙翻炒 1 至 2 分鐘，直到香氣溢出並冒泡泡。轉小火倒入椰奶、醬油及椰子糖，加入南瓜蓋鍋蓋煮 15 分鐘（不時攪拌）。加入豆腐再煮 10 分鐘，加入牛皮菜輕輕攪拌，直到蔬菜變軟且南瓜熟透，大約 5 分鐘。鍋子離火加入萊姆汁，視個人喜好斟酌調味。灑上腰果及九層塔裝飾後食用。

我朋友喬佛瑞是個超厲害的廚師。和他在廚房裡做菜很開心，因為我們都熱愛純淨新鮮食材的美好，喜歡的口味也類似。我們都喜歡做蔬菜藜麥飯，但他的獨家配方加了個令人驚豔的食材（幾分鐘就能打好的阿根廷青醬），是我吃過最好吃的。蔬菜和穀物的組合，連最堅持的肉食者也覺得飽足又美味。然而這道菜得花一個半小時製作，如果沒時間，你也可以只做阿根廷青醬，它能把任何蔬菜穀物飯（甚至是剩菜）變成美味的快餐。

熱情又歡樂的
阿根廷青醬藜麥飯

4 至 6 人份

阿根廷青醬

3/4 杯（180 毫升）冷壓初榨橄欖油

1 杯（50 克）切碎的平葉巴西利葉，視口味斟酌

1 杯（30 克）切碎的芫荽葉，視口味斟酌

2 大匙切碎的龍蒿，視口味斟酌

2 大匙切碎的薄荷，視口味斟酌

1 小匙乾奧勒岡葉，視口味斟酌

1/2 杯（40 克）切碎的青蔥（蔥綠跟蔥白都要），視口味斟酌

4 瓣大蒜，視口味斟酌

2 大匙現榨檸檬汁，視口味斟酌

2 大匙現榨萊姆汁，視口味斟酌

1 小匙萊姆皮屑，視口味斟酌

1/2 小匙辣椒片，視口味斟酌

3/4 小匙天然鹽（請見 38 頁介紹），視口味斟酌

1 又 1/2 小匙紅酒醋，視口味斟酌

1 顆小型南瓜，削皮去籽並切成厚片

2 顆大型紅肉地瓜，切成大塊

橄欖油

10 瓣去皮的大蒜

天然鹽

辣椒片

2 又 1/2 杯（475 克）藜麥

4 顆大型波特菇，去蒂

1 把蘆筍，去掉頭尾

現榨檸檬汁

2 把彩虹（紅與綠）牛皮菜，去梗葉子切碎

2 顆削皮去核切成厚片的酪梨

先製作醬汁。把所有食材倒進果汁機，高速攪打 30 至 60 秒至均勻混合。視個人喜好斟酌調味，備用。

預熱烤箱至華氏 400 度（攝氏 200 度）。

地瓜及南瓜放入大盆，加 1/2 杯橄欖油、8 瓣大蒜、1/4 小匙鹽和 1/4 小匙辣椒片拌勻。平舖一層在大烤盤上，烤 45 分鐘至軟熟。

在鑄鐵荷蘭鍋或有鍋蓋可進烤箱的鍋子中，加入藜麥及 5 杯（1.18 公升）水、1 大匙鹽及 1 大匙橄欖油。大火煮滾，轉成中火不加蓋煮 5 到 10 分鐘，直到水量低於藜麥。緊緊蓋上鍋蓋，放進烤箱烤 30 至 40 分鐘，直到藜麥鬆軟熟透。

蘑菇放在盆中拌入 1/4 杯橄欖油。另一盆放入蘆筍，加 2 大匙橄欖油、2 大匙檸檬汁和 1/4 小匙鹽拌勻。中大火熱一個烤盤鍋，炙烤波特菇 10 至 15 分鐘，不時翻面直到軟熟。烤蘆筍 5 分鐘，不時翻面直到熟軟但仍保有脆度。波特菇和蘆筍放在舖了餐巾紙的盤子上冷卻，把波特菇切成大塊。

大火熱鍋，加入 1 大匙橄欖油、1 小匙檸檬汁、1/2 小匙鹽和少許辣椒片炒牛皮菜。炒 2 分鐘左右直到牛皮菜變軟。

食用時，將 1 杯（170 克）藜麥放在 4 個湯碗或麵碗中，每碗擺 3 片南瓜、6 至 8 塊波特菇、3 片地瓜和 1/4 份酪梨片圍繞著藜麥。每碗中間上舀 1 匙牛皮菜，蘆筍分裝於 4 碗並各淋上 1/4 杯（60 毫升）阿根廷青醬。搭配剩餘的醬汁立刻食用。

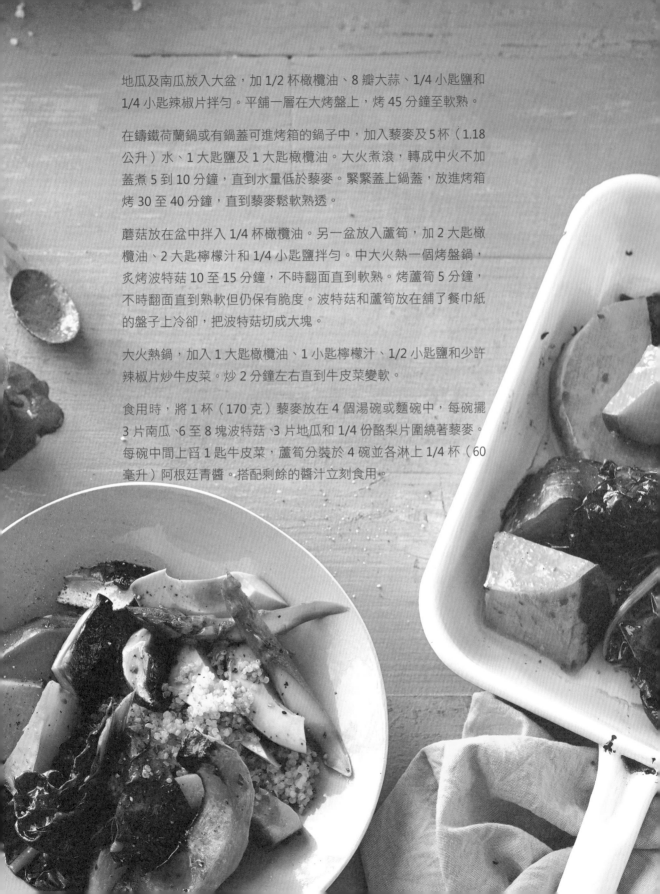

超級好吃又飽足
超大份量焗烤蔬菜

6 至 8 人份

醬汁

3 大匙橄欖油

2 杯（300 克）切丁的黃洋蔥

天然鹽（請見 38 頁介紹）

1 大匙切碎的大蒜（約 3 瓣）

2 杯（480 毫升）蔬菜高湯
（請見 115 頁）

1/2 杯（70 克）無鹽生腰果

1 顆白花椰菜（約 1 又 3/4 磅 /
800 克），切成小朵並蒸熟

1/4 小匙現磨黑胡椒

1 大匙切碎的百里香

1 又 1/2 小匙切碎的迷迭香

1/8 小匙紅椒粉

1 小撮辣椒粉

2 小匙現榨檸檬汁

烤蔬菜

1/2 顆南瓜，削皮去籽切成薄片

1/4 杯（20 克）又 2 大匙切碎
的青蔥（蔥綠與蔥白都要）

3 大匙切碎的蝦夷蔥

1/4 杯（12 克）又 1 大匙切
碎的平葉巴西利葉

3 顆大型馬鈴薯，切薄片

1 磅（450 克）青豆，去頭
尾並切成 1 吋（2.5 公分）
的段狀

1 顆大型甘藷，切薄片

1 杯（90 克）杏仁片

3 大匙乾洋蔥片

首先製作醬汁。淺長柄鍋中火熱 2 大匙橄欖油，加入洋蔥及 1 小撮鹽炒 5 分鐘左右，直到洋蔥
變透明。加入大蒜再炒 5 至 10 分鐘，直到洋蔥開始變色。把高湯、腰果和炒洋蔥倒入果汁
機，高速攪打 30 至 60 秒直到綿密柔滑。加入一半的白花椰菜高速攪打 30 秒混合均勻，加入
剩下的白花椰菜、2 小匙鹽、黑胡椒、百里香、迷迭香、紅椒粉、辣椒粉和檸檬汁，攪打 1 分
鐘左右直到綿密柔滑，備用。

預熱烤箱至華氏 375 度（攝氏 190 度），並把容量 3 又 1/2 夸特（3.5 公升）的烤盤抹好油。

接著準備烤蔬菜。烤盤底部重疊鋪上南瓜，加入 1 又 1/4 杯（300 毫升）醬汁並灑 2 大匙青蔥、
1 大匙蝦夷蔥及 1 大匙巴西利葉。鋪上馬鈴薯並加入 1 又 1/4 杯（300 毫升）醬汁，並灑 2 大
匙青蔥、1 大匙蝦夷蔥及 1 大匙巴西利葉。鋪上青豆並加入 1 又 1/4 杯（300 毫升）醬汁。灑
滿剩下的青蔥、蝦夷蔥及 1 大匙巴西利葉。最後疊上地瓜，用剩餘的醬汁覆蓋。

用鋁箔紙封住烤盤烤 1 小時，拿掉鋁箔紙灑上杏仁及洋蔥片，再烤 15 分鐘直到蔬菜熟透。冷
卻 5 分鐘，灑上剩下的巴西利葉，整盤端上桌食用。

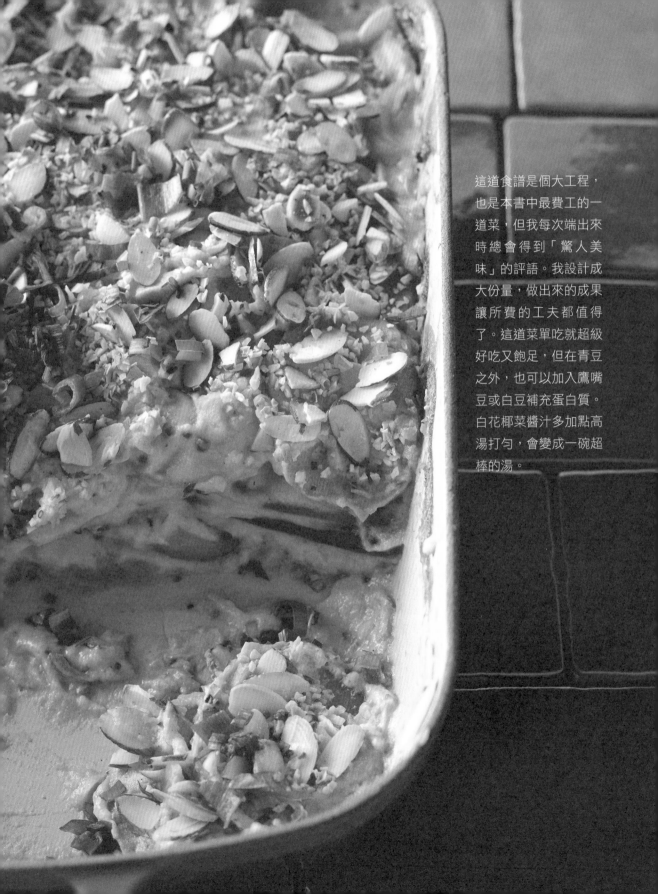

這道食譜是個大工程，也是本書中最費工的一道菜，但我每次端出來時總會得到「驚人美味」的評語。我設計成大份量，做出來的成果讓所費的工夫都值得了。這道菜單吃就超級好吃又飽足，但在青豆之外，也可以加入鷹嘴豆或白豆補充蛋白質。白花椰菜醬汁多加點高湯打勻，會變成一碗超棒的湯。

禮拜天早餐吃鬆餅是最美好的享受。我喜歡鬆軟的口感，邊緣微微焦黃酥脆，並帶著淡淡的甜味。但無麩質純素鬆餅不好做，經過無數次的嘗試後，我做出幾乎完美的鬆餅，但麵糊還是有點太厚重。所以我找來救兵，請教我最天才的無麩質純素甜點師傅好友里琪。她只加了點蘋果醋就大聲宣布：「沒問題了！」我朋友凱特和她女兒妲文，很喜歡這個食譜並研發出格子鬆餅版本，我試吃過也一樣地美味。成功！

禮拜天早晨的極致享受
蘋果醋無麩質鬆餅

8 片鬆餅，4 人份

1 杯（240 毫升）無糖杏仁奶或其他植物奶（自製請過濾）

2 大匙液態椰子油

3 大匙純楓糖漿，視口味斟酌

2 小匙蘋果醋

1 大匙天然香草精

1 又 3/4 杯（250 克）無麩質麵粉

1/4 杯（31 克）太白粉

1 小匙泡打粉

1 小匙小蘇打粉

1/4 小匙天然鹽（請見 38 頁介紹）

1 大匙白色或黑色奇亞籽

1/2 杯（130 克）香蕉泥（約 1 根）

純楓糖漿（可省略）

平底鍋抹一點點椰子油，中火熱鍋。

植物奶、椰子油、楓糖漿、蘋果醋和香草精倒入果汁機，瞬轉打勻。在大攪拌盆中用叉子混勻粉類、泡打粉、小蘇打粉、鹽和奇亞籽。

乾料和香蕉泥加入果汁機，以低至中速（高速果汁機）或高速（一般果汁機）瞬轉打勻。中途可能需要停止攪打，並刮乾淨攪拌杯的四周。不要過度攪打，不然奇亞籽會讓麵糊變得太稠。（麵糊需要馬上使用，若多加液體稀釋麵糊，鬆餅的中心會太溼軟。）

平底鍋轉成中小火，鍋中倒入 1/3 杯（80 毫升）麵糊做 1 片鬆餅。煎 4 分鐘再翻面煎 3 分鐘直到上色。這種鬆餅煎熟的時間比一般鬆餅久，你可能不到 4 分鐘就想翻面了，請不要這麼做，不然中心會煎不熟。若鬆餅變得太焦，把火再調小一點。

淋上楓糖漿，或搭配其他你喜歡的配料食用。

優格和莓果種籽搭配的食譜總是無敵，這個簡單的早餐聖代不只看起來漂亮，也富含良好的益生菌、活性酵素、營養價值及抗氧化能量，而且糖份含量不高，是一個鹼性、增強免疫力及飽足感的早餐完美選擇。

浸泡堅果及種籽，活化它們的天然營養（請見 23 頁）。這個聖代可自行調整食材，使用手邊的各種新鮮莓果和生堅果種籽，加入不同的優格和鮮奶油。這裡我使用的鮮奶油，要發酵 8 小時左右，你也可以使用鹼性無糖鮮奶油（201 頁）當作快速的替代品。鮮奶油發酵後，可斟酌加一點草莓或蔓越莓等低糖水果打勻調味。無論如何，這道食譜都將成為下一次早午餐或午餐的美味焦點。

酸甜可口
莓果種籽早餐聖代

2 人份

發酵鮮奶油

2 杯（360 克）嫩泰國椰子肉（請見 200 頁附註）

3 大匙椰子水

3 大匙椰子水克菲爾優酪乳（30 頁）或 1/2 小匙益生菌粉（30 頁）

1 大匙無酒精香草精

1 小匙現榨檸檬汁

5 滴無酒精甜菊液（39 頁），視口味斟酌

1/4 杯（40 克）切碎的杏仁

1 大匙無糖椰子絲

1 大匙葵花籽

1 大匙南瓜籽

2 小匙去殼火麻籽

2 小匙白色或黑色奇亞籽

2 小匙亞麻籽粉

1 杯（160 克）覆盆子

1/2 杯（80 克）切片的草莓（約 4 顆）

1 杯（170 克）黑莓

首先製作發酵鮮奶油。把椰子肉、椰子水及克菲爾優酪乳倒入果汁機，高速攪打 30 秒至 60 秒，直到綿密柔滑。（若使用益生菌粉，等椰子肉和椰子水打完後再加入益生菌粉拌勻。）鮮奶油倒入玻璃或陶瓷容器並覆蓋，室溫靜置 8 小時，直到發酵出酸味。發酵完成後拌入香草精、檸檬汁及甜菊液，視個人喜好調整口味。

做聖代時，在碗中放入杏仁、椰子絲、葵花籽和南瓜籽混合均勻。在另一個碗中混合火麻籽、奇亞籽和亞麻籽。準備 2 個高球杯（14 盎司 / 415 毫升），平均放入覆盆子蓋住杯底。倒入混合好的杏仁椰子絲，淋上一半的鮮奶油。各放入一半的草莓片，再灑上混合種籽，加入剩下的鮮奶油並擺上黑莓。立刻食用或放入冰箱冷藏，2 小時內食用完畢。

可麗餅變化多端，可以夾入水果或鹹味餡料，也能做出超好吃的義式捲餅。通常我認為可以用手邊的材料替代食譜要求的食材，但在這裡只能用葡萄籽油。考慮食譜書中該放哪一種可麗餅時，我無法抉擇甜味、鹹味或辣味。三種都超棒，所以我決定全放了（我就是這麼貪心）。這道美味的料理，可當作一道令人讚不絕口的早午餐。

三味一體
鹹中帶甜辣味可麗餅

8 片可麗餅，4 人份

麵糊

2 杯（480 毫升）無糖豆奶或杏仁奶（自製的話請過濾）

1/4 杯（60 毫升）葡萄籽油

1/2 杯（80 克）白米粉

1/2 杯（80 克）鷹嘴豆粉

1/2 杯（32 克）竹芋粉（樹薯粉）

1/2 小匙天然鹽（請見 38 頁）

餡料

4 杯（570 克）去皮切丁的紅肉地瓜

2 大匙橄欖油

1 小匙紅咖哩醬，視口味斟酌

2 小匙薑末

1 小匙蒜末（約 1 瓣）

1 小匙肉桂粉

3/4 小匙咖哩粉，視口味斟酌

1/2 小匙天然鹽

1/8 小匙現磨黑胡椒

1/8 小匙辣椒片，視口味斟酌

1/4 杯（38 克）椰子糖

1 又 1/4 杯（300 毫升）罐裝椰奶（搖勻）

1/3 杯（60 克）葡萄乾

3/4 杯（120 克）略微切碎的杏仁

1 大匙現榨柳橙汁

1/4 小匙柳橙皮屑

腰果奶醬

1 杯（140 克）無鹽生腰果，泡軟（請見 22 頁）

1/2 杯（120 毫升）水，視口味斟酌

1/4 杯（60 毫升）現榨柳橙汁

2 小匙椰子糖

1/2 小匙柳橙皮屑

1/4 小匙肉桂粉，視口味斟酌

1/4 小匙薑泥

1 小撮辣椒片

1/4 小匙天然鹽

首先製作麵糊。把植物奶、葡萄籽油、粉類、竹芋粉（樹薯粉）和鹽倒入果汁機，中速攪打 10 至 15 秒，直到均勻混合無結塊。中途可能需要停止攪打，並刮乾淨攪拌杯的四周。

用紙巾在 1 個 8 吋（20 公分）的可麗餅鍋或淺平底鍋薄薄地抹一層葡萄籽油，中小火熱鍋。鍋子離火倒入 1/3 杯（80 毫升）麵糊，快速搖晃鍋子讓麵糊均勻地鋪在鍋底。放回火上煎 2 至 3 分鐘，直到表面冒泡泡，邊緣開始捲起。用鍋鏟輕輕地翻面再煎 1 至 2 分鐘直到略微上色。重覆煎完剩下的麵糊，需要的話再抹一層薄薄的油。煎好的可麗餅堆疊在餐盤上等待軟化。

接著製作餡料。把地瓜放入架在鍋子上的蒸籠，鍋中加入 1 吋（2.5 公分）高的水，蓋上鍋蓋開大火。蒸 15 分鐘左右至彈牙的熟度，瀝乾水份。中火熱深炒鍋，加入油、咖哩醬、薑、大蒜、肉桂粉、咖哩粉、鹽、黑胡椒、辣椒片和椰子糖炒勻。加入地瓜翻炒 1 至 2 分鐘，直到散發香氣、均勻混合且開始冒泡。視個人口味斟酌調整咖哩醬或粉的量。加入椰奶、葡萄乾和杏仁，煮 8 到 10 分鐘，直到醬汁變濃稠且幾乎收乾，呈現滑順的質地。拌入柳橙汁及柳橙皮屑，離火備用。

最後製作腰果奶醬。把所有食材丟進果汁機，高速攪打 1 至 2 分鐘直到綿密柔滑。可能需要加一點水，以達到淋醬的稠度。

食用時，每片可麗餅皮的半邊放上一點地瓜餡，從有餡料的半邊開始小心地捲起來。每片可麗餅淋上腰果奶醬並灑一點肉桂粉，立刻食用。

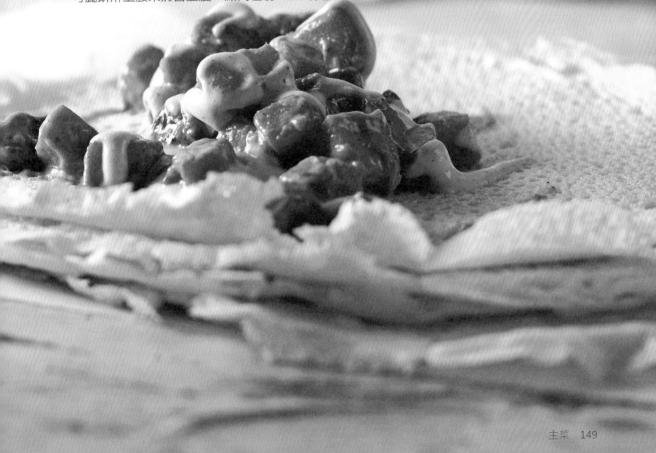

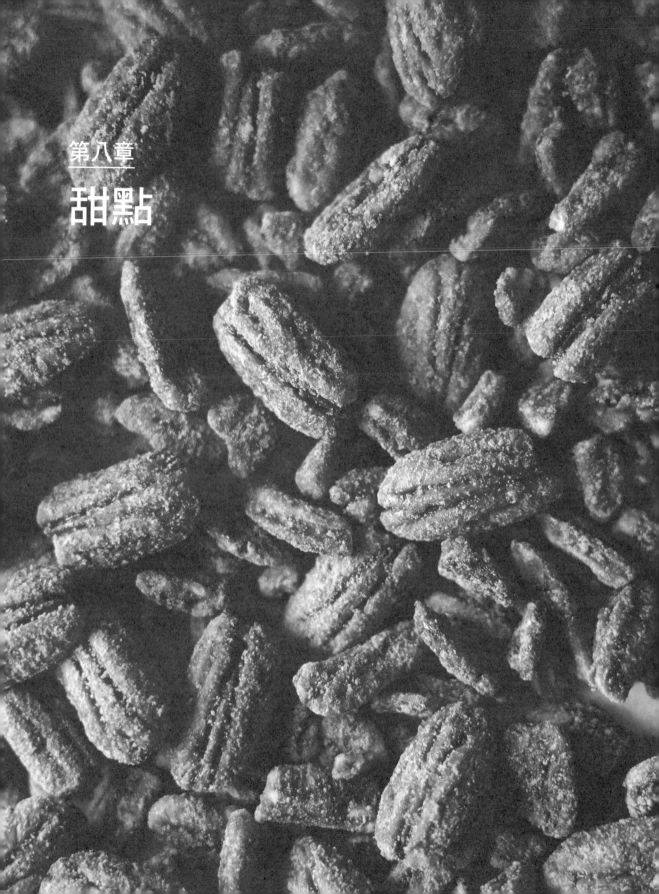

第八章

甜點

你好，我叫泰絲，我是巧克力迷；我喜歡裸食、有機、公平交易的可可。這是種家族遺傳，我姐姐卡拉的名言是「每天來一點巧克力，遠離壞脾氣。」依據這套理論，吃一片這個美味的巧克力塔，會讓人永遠保持愉悅的心情。這個甜點一直是我的網站上最受歡迎食譜的前三名，各位不想花超過 15 分鐘滿足渴望的巧克力迷，你們有福了。食用時，我喜歡搭配腰果鮮奶油（200 頁）、一點裸食純素巧克力碎片及柳橙皮。這個甜點美味又濃郁到不行，一小片就能滿足最饑渴的巧克力狂。剩下的巧克力塔當早餐吃，你覺得怎麼樣？

人氣第一最受歡迎甜點
生巧克力香橙塔

可切成 20 片令人滿足的大小，10 至 12 片巧克力狂專屬的大小

塔皮

1 杯（160 克）全顆生杏仁

1/2 杯（80 克）去籽切碎的椰棗，視口味斟酌

1/4 杯（18 克）無糖可可粉

餡料

1 杯（240 毫升）液態椰子油

1 杯（240 毫升）現榨柳橙汁

3/4 杯（180 毫升）生龍舌蘭糖漿

1/2 杯（35 克）無糖可可粉

3 杯（420 克）無鹽生腰果，泡軟（請見 22 頁）

1/4 小匙柳橙精

1 小撮天然鹽（請見 38 頁介紹）

1 小匙柳橙皮屑

腰果奶醬（200 頁），裝飾用（可省略）

純素巧克力碎片，裝飾用（可省略）

柳橙皮屑，裝飾用（可省略）

首先製作塔皮。9 至 10 吋（23 至 25 公分）的活動式圓型烤模抹上椰子油，把杏仁、椰棗和可可粉放入食物調理機打勻成團。麵團滾成球狀，如果麵團會散開，可再加點椰棗打碎。麵團壓入抹好油的烤模底部備用。

接著製作餡料。照順序把所有食材倒入果汁機，攪打 2 至 3 分鐘，直到柔滑濃郁。不時停止攪打，並刮乾淨攪拌杯的四周，可讓質地更滑順。把餡料倒入塔皮，用鋁箔紙封住烤模，冷凍 8 小時。

食用時，至少在一個半小時前，把烤模從冷凍庫移到冷藏室，冷藏解凍 30 分鐘左右。拿掉烤模外圈，用銳利的刀子分切成片。切片的塔組合起來，放入冷藏解凍至少 1 小時後再食用。

附註：因為加了椰子油，餡料若在室溫放太久會融化。

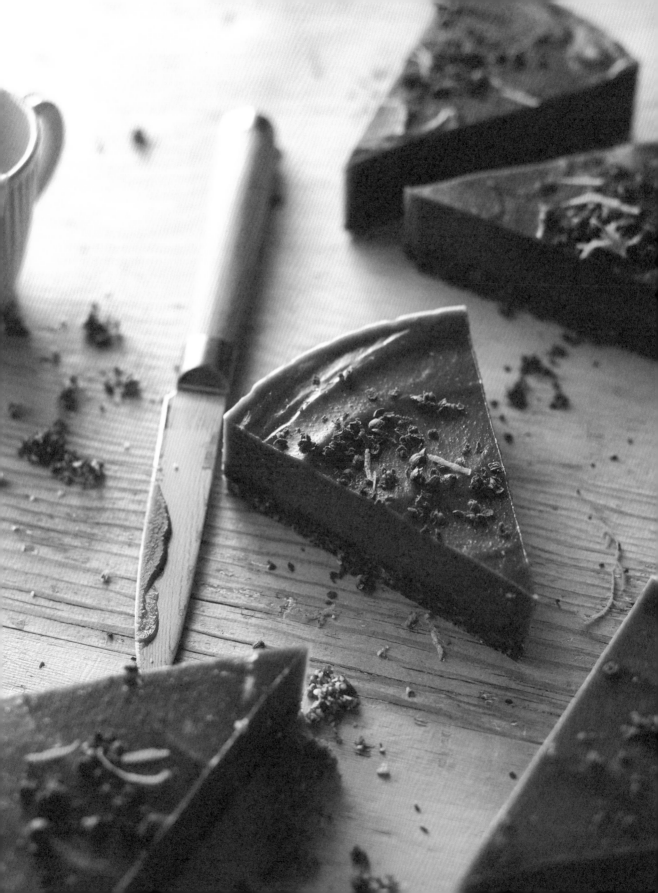

我常做烤水果。這種簡單的甜點，天然濃郁的甜味令人滿足。還有，我該怎麼表達我對蘋果派隱藏的熱愛？這道焦糖烤蘋果，滿足了我對烤水果及派的渴望，而且還不需要拿出桿麵棍。把幾顆蘋果丟進烤箱，淋上超簡單的裸食焦糖醬（你肯定不相信這是裸食），加一匙鮮奶油（200 頁），一道超美味的快速甜點就完成了。

令人嘖嘖稱奇
最熱愛的焦糖烤蘋果

4 人份

4 顆大型蘋果

1/4 杯（60 毫升）水

1/2 杯（55 克）切碎的生核桃或胡桃，裝飾用

焦糖醬

1/4 杯（60 毫升）無糖杏仁奶（自製的話請過濾）

1/2 杯（120 毫升）又 1 大匙純楓糖漿

1/2 杯（80 克）去籽切碎的椰棗，泡軟（請見 22 頁）

1/3 杯（47 克）無鹽生腰果，泡軟（請見 22 頁）

1 小匙無酒精香草精

1/2 小匙天然鹽（請見 38 頁介紹），視口味斟酌

預熱烤箱至華氏 350 度（攝氏 180 度）。

挖掉蘋果核，切掉頂部但保留底部完好，以便中間填入焦糖醬及堅果。在每顆蘋果皮上，各切 4 道淺斜切痕，讓烘烤時的蒸氣散出。蘋果放到烤盤上加水，烤 30 至 40 分鐘直到外皮變皺果肉柔軟。30 分鐘時檢查蘋果的狀況，以免過熟爆開。

烤蘋果時製作焦糖醬。把所有食材丟進果汁機，高速攪打 2 至 3 分鐘直到綿密柔滑。可能需要不時停止攪打，並刮乾淨攪拌杯的四周。依個人喜好調整鹹度。

蘋果從烤箱取出略微降溫，頂部朝上放到餐盤。用小量杯在每顆蘋果中間填滿焦糖醬，讓醬汁流到餐盤上。餐盤四周再淋幾滴醬，灑一把核桃裝飾。

我朋友丹妮絲説：「巧克力就像黑色一樣百搭。」也許不是什麼都能搭，但香蕉和巧克力肯定是天作之合。我最喜歡的澳洲美食雜誌《Delicious》曾刊登過一個很棒的香蕉船食譜：整根煎黑的香蕉，連皮切半做成香蕉船。這是我向那個創意點子致敬的健康改良版，一道快速有趣的香蕉船食譜。

天作之合的甜品搭配
辣味巧克力香蕉船

6 人份

冰淇淋

1/4 杯（60 毫升）無糖杏仁奶（自製的話請過濾），視口味斟酌

1/4 杯（60 克）生或熟腰果醬

1 大匙液態椰子油

1 大匙純楓糖漿、椰子糖或椰糖蜜

1 小匙天然香草精

1 小撮天然鹽（請見 38 頁介紹）

2 杯（285 克）冷凍香蕉塊（約 2 根）

1/4 杯辣椒片

1 又 1/2 杯（360 毫升）黑巧克力醬（204 頁）

6 根大型香蕉（不要過熟，完整帶皮）

1/3 杯（37 克）略微切塊的生核桃或胡桃，裝飾用

首先製作冰淇淋。把杏仁奶、腰果醬、椰子油、香草精、鹽和冷凍香蕉照順序丟進果汁機，高速攪打 30 至 60 秒直到綿密柔滑。再視情況加入 1/4 杯（60 毫升）杏仁奶，以達到適當的質地。（若使用高速果汁機，可能只需要加一點杏仁奶；一般果汁機需要加比較多。）打好的材料倒入密封容器，冷凍 2 小時以下（超過會結晶）。冰淇淋也可以不冷凍直接食用，或照機器指示放入冰淇淋機冷凍後，冰進冷凍庫隔夜凝固。

在小碗中拌勻辣椒片及巧克力醬備用。

未剝皮的香蕉放入大平底鍋，中火煎 10 至 15 分鐘，不時翻面直到香蕉外皮變黑。鍋子離火，略微冷卻香蕉再放上餐盤。

食用時，把每根香蕉頂部切開露出果肉，淋 2 大匙（或依個人喜好）巧克力醬，並灑上 1 大匙堅果。每根香蕉配 1 球冰淇淋，並搭配剩餘的巧克力醬食用。

裸食的優點（或缺點）之一，就是製作過程中你隨時可以試吃。究竟有沒有剩下的甘納許可以用來做松露，是這道食譜的一大挑戰。（或許該改名為「直接吃掉的巧克力軟糖」。）有一次我和朋友凱倫一起做這道甜點，中途她坦承自己其實不太喜歡巧克力。當時我有點嚇到，不過，就在讓她試吃一口之後，她立刻一把抓住果汁機大叫：「天呀！這實在太棒了！」

就是會忍不住偷吃
巧克力松露

30 顆松露

松露

1/4 杯（60 毫升）液態椰子油

1/4 杯（18 克）可可粉，視口味斟酌

3/4 杯（18 克）生腰果醬

1/3 杯（80 毫升）純楓糖漿

1 大匙無酒精香草精

1 小撮辣椒粉，視口味斟酌

1/8 小匙天然鹽（請見 38 頁介紹）

裹料

1/2 杯任何一種下列食材，或綜合搭配：

無糖椰子絲

去殼開心果碎粒

生杏仁碎粒

萊姆或柳橙皮屑

切碎的乾薰衣草

枸杞碎粒

牧豆樹粉

馬基莓粉

瑪卡粉

1/2 杯（35 克）混合了 1 又 1/2 小匙肉桂粉、3/4 小匙天然鹽及 1/4 小匙辣椒粉的可可粉

首先製作松露。照順序把所有食材丟進果汁機，低速攪打數秒，再轉成高速（避免可可粉飛濺，並減少刮乾淨攪拌的時間）攪打 30 至 60 秒，直到濃稠且混合均勻。可斟酌調味（根據個人喜好，多加點可可粉或辣椒粉）。打好的食材倒進密封容器，冷凍至少 2 小時以利塑型。（加了椰子油很容易融化。）

挖 1 小匙松露料，用手快速滾成圓球。（不要讓它過熱以免太黏。）裹上喜歡的配料，放在烤盤上或舖了防沾烤紙的容器裡。裹好的松露放入冰箱，冷藏至少 4 小時。食用前再取出。

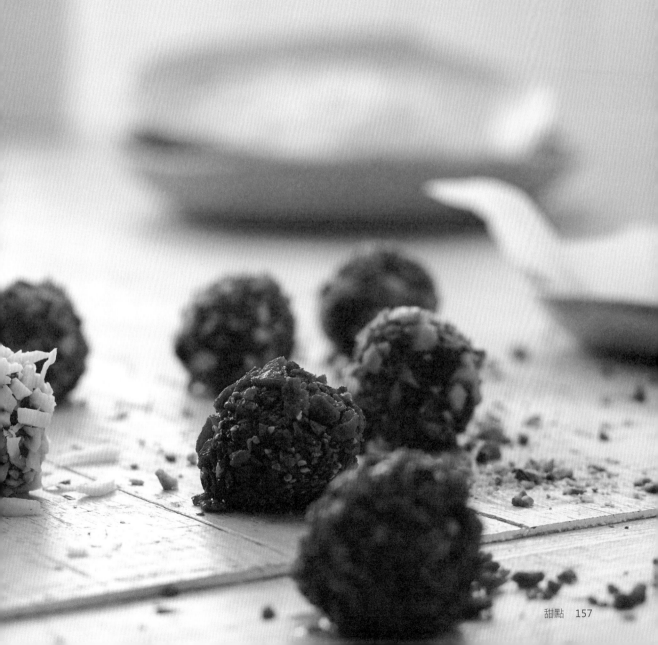

在義大利西西里島，我愛上了自製義式冰沙。從大金屬桶裡挖出來，夏天吃起來超級清爽。這個辣味芒果版本展現了甜味和辣味的完美平衡。

令人著迷的義式冰沙火辣芒果冰

6 人份

1 杯（240 毫升）椰子水

4 杯（640 克）新鮮或解凍的芒果切塊

3 大匙現榨萊姆汁

2 小匙萊姆皮屑，視口味斟酌

1/4 小匙切碎的綠塞拉諾辣椒，視口味斟酌

把所有食材丟進果汁機，高速攪打 30 至 60 秒直到綿密柔滑。依個人喜好調整辣度。

打好的材料倒入 9 乘 13 吋（23 乘 33 公分）的烤盤，覆蓋後冷凍 1 小時。從冷凍庫取出，用叉子攪拌均勻，壓碎結塊。覆蓋，再冷凍 2 小時直到冰沙凝固。用叉子大力把冰沙刨成碎冰，裝入玻璃杯以萊姆皮屑裝飾後食用。

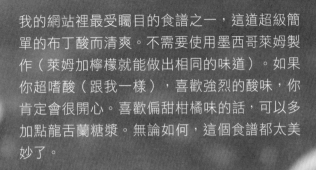

我的網站裡最受矚目的食譜之一，這道超級簡單的布丁酸而清爽。不需要使用墨西哥萊姆製作（萊姆加檸檬就能做出相同的味道）。如果你超嗜酸（跟我一樣），喜歡強烈的酸味，你肯定會很開心。喜歡偏甜柑橘味的話，可以多加點龍舌蘭糖漿。無論如何，這個食譜都太美妙了。

酸甜清爽
墨西哥萊姆布丁

4 人份

1/3 杯（80 毫升）淡龍舌蘭糖漿，視口味斟酌	2 杯（285 克）切塊的香蕉（約 2 根）
1/2 杯（120 毫升）現榨檸檬汁	1 小匙檸檬皮屑
1/2 杯（120 毫升）現榨萊姆汁	1 小匙萊姆皮屑
2 顆削皮去核的酪梨（請見下面的附註）	

把所有食材丟進果汁機，高速攪打 1 至 2 分鐘直到均勻混合。可能需要不時停止攪打，刮乾淨攪拌杯的四周，讓所有食材均勻混合。視個人喜好調整甜味。把布丁分到 4 個玻璃杯，冷藏至少 3 小時至凝固。當日食用，冷藏以避免氧化。

附註：使用熟但沒有變褐色的酪梨製作這款布丁效果最好，過熟或撞傷的酪梨會影響風味。

如果世界末日來臨，我可能會做這道美味的甜點當告別作。不用攪拌 1 小時的米布丁？我感動地都快下跪了。這道甜點令人瘋狂的其他原因包括：不可思議的香濃口感，綜合香料完美地襯托蘋果、葡萄乾和楓糖漿。我的天呀！我帶著笑容看見了天堂。

世界末日也無法阻止
瘋狂甜美米布丁

6 至 8 人份

1/4 杯（60 毫升）又 3 大匙的楓糖漿，視口味斟酌

2 大匙水

2 顆蘋果，削皮去核切丁

1 杯（240 毫升）罐裝椰奶（搖勻）

2 小匙天然香草精

1/2 小匙薑末

1 小匙肉桂粉

1/4 小匙綠豆蔻粉（請見下一頁附註）

1/4 小匙肉豆蔻粉

1 小撮丁香粉

1 小撮天然鹽（請見 38 頁）

3 杯（450 克）煮熟的短糙米（軟而不爛）

1/4 杯（45 克）葡萄乾

1 杯（240 毫升）無糖杏仁奶（自製的話請過濾）

1/3 杯（40 克）切碎的生開心果

1/4 杯（60 毫升）楓糖漿和水放入長柄深鍋大火煮滾（時間應該不超過 1 分鐘）。一開始冒泡馬上轉成中小火，拌入蘋果煮 15 分鐘左右，不時攪拌，直到微微上色並變得稍軟但仍偏硬。

煮蘋果時，把椰奶、剩下的 3 大匙楓糖漿、香草精、薑、香料和鹽倒入果汁機，高速攪打約 10 秒鐘至均勻混合。加入 1 又 1/2 杯（225 克）糙米，中低速打數秒，直到濃稠但仍有顆粒。（若使用高速果汁機，請小心不要打過頭。這裡不能打到完全滑順，可能一瞬間就會變這樣。若攪打過度，布丁會太黏稠。如果使用一般果汁機，機器會告訴你打好了，變得濃稠反而難以攪打。）打好的材料和葡萄乾一起加入煮熟的蘋果中拌勻，加入 1/2 杯（120 毫升）杏仁奶及剩下的 1 又 1/2 杯（225 克）糙米，轉成小火煮 5 分鐘左右，直到變得略微濃稠。倒入剩下的 1/2 杯（120 毫升）杏仁奶再煮 5 分鐘，直到變成你喜歡的稠度（水份一收乾我就馬上把米布丁移開爐火）。依個人喜好調整楓糖漿的量。

可趁熱、室溫或冷藏食用。若吃冰的，可加入 2 大匙到 1/4 杯（60 毫升）杏仁奶軟化。灑上開心果食用。

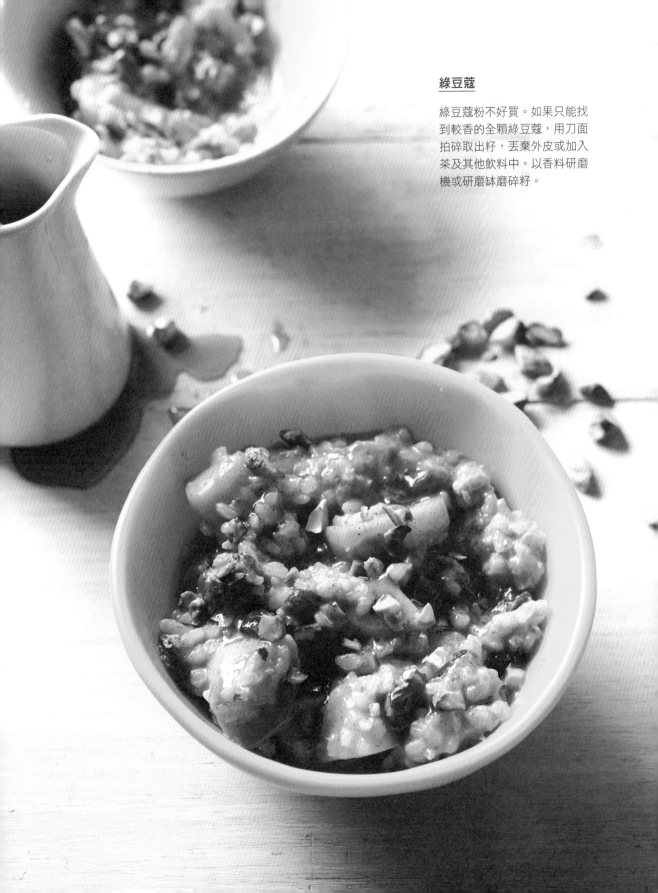

綠豆蔻

綠豆蔻粉不好買。如果只能找到較香的全顆綠豆蔻，用刀面拍碎取出籽，丟棄外皮或加入茶及其他飲料中。以香料研磨機或研磨缽磨碎籽。

這個橘色的香草風味冰棒，讓人想起小時候吃過的童年美味，很適合當作小孩（和大人！）放學後的零食或健康甜點。我使用泡軟的杏桃乾，增加口感和風味（還有纖維），減少需要的甜味劑量。根據個人喜好調整甜度，但請記住冰棒冷凍後會變得比較不甜。

放學後趕快來一支
香草柳橙冰棒

10 至 12 枝冰棒

1 杯（165 克）切丁的杏桃乾

1 又 1/4 杯（300 毫升）無糖杏仁奶或豆奶（自製的話請過濾）

1 又 1/2 杯（360 毫升）現榨柳橙汁

1 顆大型柳橙，削皮切瓣

1 又 1/2 大匙柳橙皮屑

1 小匙無酒精香草精

3 大匙天然甜味劑（請見 39 頁），視口味斟酌

滾水淋在杏桃乾上，浸泡 30 分鐘直到變軟膨脹。瀝乾杏桃乾，和其他食材一起丟進果汁機，高速攪打 1 至 2 分鐘直到綿密柔滑。依個人喜好調整甜度。（若使用一般果汁機，以細濾網過濾，檢查是否有沒打碎的杏桃乾。用湯匙把每一滴食材壓過濾網。）

打好的材料倒入冰棒模，冷凍至少 24 小時。（這能讓冰棒徹底變得綿密。如果中途太早從冷凍庫拿出來，很可能表面綿密但內部太硬。）用熱水快速沖一下底部便可脫模冰棒。

我喜歡美好的約會，但我不是指浪漫的晚餐電影，而是食材和機器之間，攪打而成讓人心跳加速的愛情故事。如果你跟奇亞籽不熟，請試著了解它。它是一種獨特的食材，能為料理和你的健康生活帶來轉變。在這道食譜中，請溫柔地對待奇亞籽。這個布丁不能完全打勻，不然看起來會像爛泥跟粥的綜合體。和奇亞籽跳支慢舞，邀請橙花水加入，你可能會就這樣陷入愛河。

戀愛的滋味
浪漫奇亞籽布丁

6 人份

3 杯（720 毫升）杏仁奶（自製的話請過濾）

3 大匙純楓糖漿，視口味斟酌

2 大匙無酒精香草精

1 小匙純橙花水（請見下面附註）

1 杯（180 克）去籽切塊的椰棗

1/2 杯（80 克）白色或黑色奇亞籽

1 顆柳橙磨成皮屑

杏仁奶、楓糖漿、香草精和橙花水倒入果汁機，高速攪打 10 至 20 秒直到均勻混合。加入椰棗高速打碎，但不要完全打勻。（使用高速果汁機必須小心不要打過頭。）加入奇亞籽高速攪打數秒（若使用高速果汁機），或 10 至 20 秒（若使用一般果汁機），直到奇亞籽與其他食材混合，但沒有完全打碎。倒入玻璃盆，用刮刀拌勻奇亞籽。覆蓋後放入冰箱，冷藏 2 到 3 小時直到變濃稠。（布丁不需要完全凝固。）

分食時灑上柳橙皮屑裝飾。

附註：中東商店或特色商店有販賣橙花水，價格非常便宜。我使用的品牌是 Cortas，以苦橙花製成，世界各地都能買到。

我吃巧克力時都選擇黑暗系－我指的是香濃、裸食、有機的可可粉做成的美味布丁。如果你喜歡黑巧克力的苦甜風味，這個甜點可能就是你的菜。如果你喜歡牛奶巧克力，你可以搭配鮮奶油、莓果和切碎的杏仁來平衡苦味。這個布丁最適合當天食用，因為酪梨易氧化，不宜長期保存，風味會逐漸變差。

大人的甜點
苦甜風味黑巧克力布丁

4 至 6 人份

1 杯（240 毫升）無糖杏仁奶（自製的話請過濾）

2 顆削皮去核的熟酪梨（請見下面的附註）

1/3 杯（23 克）又 1 大匙無糖可可粉

1/2 杯（120 毫升）又 2 大匙純楓糖漿，或其他天然液態甜味劑（請見 39 頁）

2 小匙無酒精香草精

1/4 小匙無酒精杏仁精

1/4 小匙肉桂粉

1 小撮天然鹽（請見 38 頁介紹）

腰果鮮奶油（200 頁），裝飾用

1 杯（160 克）你喜歡的新鮮莓果，裝飾用

2 大匙去皮生杏仁條，略微切碎裝飾用

杏仁奶、酪梨、可可粉、楓糖漿、香草精、杏仁精、肉桂粉和鹽放入果汁機，高速攪打 30 至 60 秒直到綿密柔滑。（不時停止攪打，並刮乾淨攪拌杯，可達到最綿密的質地。）打好的布丁倒入雞尾酒杯或小瓷碗，覆蓋冷藏至少 3 小時。

食用時，在每個布丁上加一團鮮奶油、數顆新鮮莓果及少許杏仁。

附註：這個布丁適合用沒有變褐色的熟酪梨製作，過熟或撞傷的酪梨會影響風味。

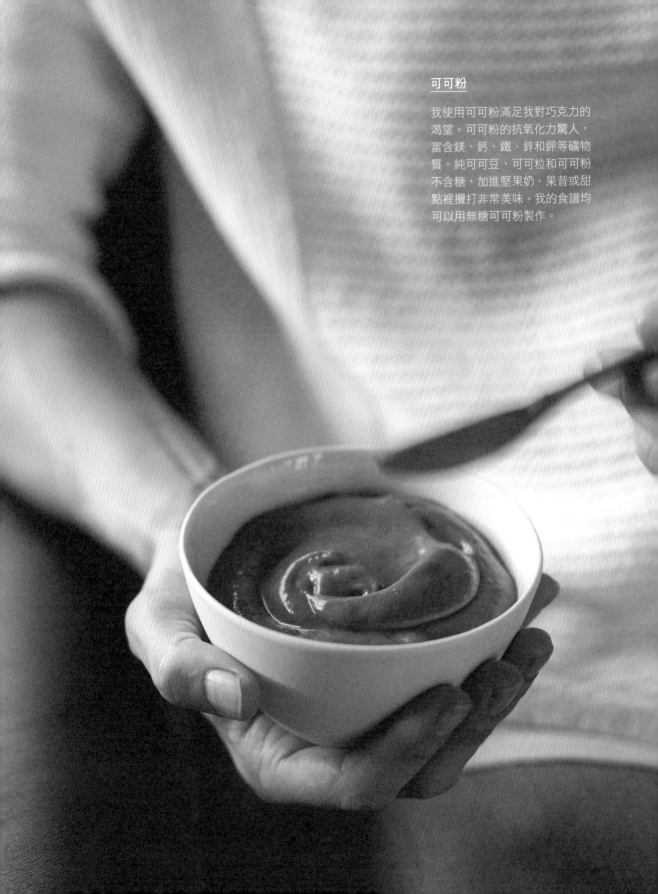

可可粉

我使用可可粉滿足我對巧克力的
渴望。可可粉的抗氧化力驚人，
富含鎂、鈣、鐵、鋅和鉀等礦物
質。純可可豆、可可粒和可可粉
不含糖，加進堅果奶、果昔或甜
點裡攪打非常美味。我的食譜均
可以用無糖可可粉製作。

某天晚上我在做這個簡單美味的冰糕，我的伴侶史考特說：「加了香檳和莓果怎麼可能不好吃？」我真是再同意不過了。香檳使冷凍後的質地柔軟且香濃，並增加些微風味。不喜歡酒精的話，可用椰子水替代氣泡酒，並減少一半的甜味劑。質地會變得比較冰，但冰糕一樣非常「莓」味。

沁涼感十足
黑莓藍莓氣泡冰糕

1 夸特（1 公升）

1 又 1/4 杯（212 克）新鮮黑莓	1 大匙現榨檸檬汁	1 小撮天然鹽（請見 38 頁）
1 又 1/4 杯（212 克）新鮮藍莓	1/4 杯（60 毫升）椰糖蜜或其他液態天然甜味劑（請見 39 頁）	2 杯（480 毫升）不甜的氣泡白酒（乾或極乾的香檳或義大利氣泡酒）
1/2 杯（120 毫升）現榨柳橙汁	1 大匙液態椰子油	

莓果、果汁、甜味劑、椰子油和鹽放入果汁機，高速攪打約 1 分鐘直到柔滑且均勻混合。倒入大玻璃盆，放冰箱冷藏 3 小時左右直到變稠。

從冰箱取出，倒入氣泡酒攪拌，用打蛋器打勻結塊。冰糕放入冰淇淋機，照機器的指示攪拌，再冷凍至少 8 小時。放在冷凍庫越久，質地會越冰。挖出來大口享用。

我喜歡吃美味的薄荷巧克力脆片冰淇淋。這個版本簡單好做，濃郁綿密的口感彷彿全脂冰淇淋。上次我和朋友史黛西（也是個冰淇淋愛好者）做了這道甜點，她告訴我（我們倆人一口氣就吃掉整份冰淇淋）吃不太到巧克力脆片。所以，請盡情多加點巧克力脆片，免得別人說你小氣。如果你沒有冰淇淋機，只要冷凍後攪打再冷凍，重複三次就可以了。別被菠菜汁嚇到，你肯定吃不出來，這是個在冰淇淋裡加入蔬菜的絕妙方法。

總是被誤會為全脂的
薄荷巧克力脆片冰淇淋

1 又 1/4 夸特（1.18 公升）

1 杯（43 克）嫩菠菜

1/3 杯（80 毫升）水

3 杯（720 毫升）罐裝椰奶（搖勻）

3/4 杯（180 毫升）無糖杏仁奶或豆奶（自製的話請過濾）

1/2 杯（120 毫升）淡味生龍舌蘭糖漿或其他淡色甜味劑（請見下面附註）

1 又 1/2 小匙薄荷精，視口味斟酌

1 小匙天然香草精

1/4 杯（5 克）薄荷葉

3/4 杯（120 克）切碎的純素巧克力或半糖巧克力脆片

菠菜和水倒入果汁機，高速攪打約 20 秒均勻混合，用細濾網過濾。量好 3 大匙菠菜汁，剩下的果汁和菜渣可用來打果昔。

植物奶、龍舌蘭糖漿、香草精、薄荷精和薄荷葉放入果汁機，高速攪打 1 分鐘左右混合均勻。加入菠菜汁再次攪打，倒進碗中冷藏至少 4 小時，徹底冷卻。

依照機器的指示，放入冰淇淋機攪拌。在最後 10 分鐘加入巧克力，至少冷凍 12 小時再食用。

附註：若使用深色甜味劑，冰淇淋會變成不美味的褐色。

胡桃派是我媽的拿手甜點，她起碼做 30 年了。記得小時候家裡的晚餐派對，客人到達時，幾乎都是闖進來說：「請告訴我們妳做了胡桃派！」接著就看到老媽忙碌地抓起果汁機，老爸倒著雞尾酒安撫客人，直到香氣從烤箱中飄出。

我把我媽這道胡桃派改成無奶蛋素版，雖然做法比較費工，不過美味更勝一籌。改天如果你要在家開派對，不妨和大家分享這道美味胡桃派，你的客人肯定會吵著要多吃一口。

超受歡迎的家傳秘方
無奶蛋胡桃慕斯派

8 至 10 人份

派皮

1 杯（110 克）生胡桃

1 又 1/2 小匙液態椰子油

1/4 小匙天然香草精

2 大匙椰子糖或其他天然顆粒糖（請見 39 頁）

1 又 1/2 小匙水

餡料

3/4 杯（180 毫升）水

1 又 1/4 杯（300 毫升）罐裝椰奶（搖勻）

2 杯（280 克）無鹽生腰果，泡軟（請見 22 頁）

1/2 杯（120 毫升）純楓糖漿

1/4 杯（38 克）椰子糖

2 又 1/4 杯（248 克）生胡桃

2 小匙天然香草精

2 大匙竹芋粉（樹薯粉）

2 大匙亞麻籽粉

1/4 小匙天然鹽（請見 38 頁）

糖漬胡桃

2 杯（220 克）生胡桃

1/3 杯（80 毫升）純楓糖漿

2 小匙水

1 小撮天然鹽

楓糖胡桃鮮奶油

1 杯（240 克）餡料保留的腰果奶醬

1/2 小匙天然香草精

1/4 杯（28 克）生胡桃

2 大匙純楓糖漿

1 小撮天然鹽

首先製作派皮。在 9 吋（23 公分）活動式圓形烤模舖上防沾烤紙。把所有食材倒進食物調理機，瞬轉打成麵包粉般的質地，且不黏攪拌杯。派皮壓進準備好的烤模底部，放入冰箱冷藏 30 分鐘。

預熱烤箱至華氏 325 度（攝氏 160 度）。

接著製作餡料。水、1/4 杯椰奶和腰果放入果汁機，高速攪打 1 至 2 分鐘（若使用一般果汁機的話打久一點）直到綿密柔滑。（視情況多加點水攪打，但記住腰果奶醬要超級濃稠。）奶醬倒入碗中洗淨果汁機。

1 又 1/4 杯（300 克）腰果奶醬舀回果汁機，保留剩下的冰起來做楓糖胡桃鮮奶油。楓糖漿、椰子糖、胡桃、香草精、竹芋粉（樹薯粉）、亞麻籽粉和鹽加進果汁機，打 30 至 60 秒直到濃稠綿密。

從冰箱取出冰好的派皮，倒入餡料，輕輕地搖動烤模讓表面平整。烤模放在烤盤上烤 1 小時，直到邊緣微微上色，中間仍略微晃動。把派移到網架上徹底冷卻，覆蓋後放入冰箱冰透，至少 8 小時或隔夜。

製作糖漬胡桃（請見 150 頁的照片）。預熱烤箱至華氏 350 度（攝氏 180 度）。胡桃放在舖了烤紙的烤盤上，烘 10 分鐘直到酥脆且散發香氣。楓糖漿、水和鹽放入小型長柄深鍋，中火加熱煮 5 分鐘，不時攪拌，直到開始冒泡且變成焦糖色。拌入熱胡桃煮 3 至 4 分鐘，直到胡桃焦糖化且液體幾乎揮發。胡桃應該幾近乾燥，楓糖結晶。倒回舖了烤紙的烤盤冷卻。

製作楓糖胡桃鮮奶油。把 1 杯（240 克）保留的胡桃奶醬倒進果汁機，加入香草、胡桃、楓糖漿和鹽，高速攪打 1 至 2 分鐘直到變綿密。

把派從冰箱中取出，淋上楓糖胡桃鮮奶油，擺上糖漬胡桃裝飾（全顆或捏碎的糖漬胡桃，擺成扇形或其他你喜歡的樣子）。派放回冰箱再冰 2 小時凝固，拿掉活動模的外圈，用鋸齒刀分切，就可以食用了。

千萬別錯過這道鹼性、無糖又無罪惡感的派。我的伴侶史考特治療癌症時，不能吃任何比胡蘿蔔甜的食物，這是當時他最喜歡的甜點。若你不喜歡甜菊的味道，請參考下面的替代方案。偷懶的時候，我們喜歡直接把這個餡做成無派皮甜點或抹醬。

超神奇
沒有南瓜的無糖南瓜派

8 至 10 人份

派皮

1 又 1/2 杯（240 克）全顆生杏仁

3/4 杯（75 克）無糖椰子絲

3 大匙液態椰子油

1 大匙水

1/2 小匙無酒精香草精

Sweet Leaf 香草及英式太妃糖口味的無酒精甜菊液，各 15 滴。（請見 39 頁）

餡料

1 杯（240 毫升）濾過的胡蘿蔔汁

3/4 杯（180 毫升）液態椰子油

1 杯（140 克）去皮生杏仁條，泡軟（請見 22 頁）

1 杯（180 克）嫩泰國椰子肉（請見 200 頁附註）

1/4 杯（60 克）生杏仁醬

Sweet Leaf 英式太妃糖口味的無酒精甜菊液，40 滴

1 小匙無酒精香草精

2 小匙肉桂粉

3/4 小匙肉豆蔻粉

1/2 小匙薑粉

1 小撮丁香粉

1 小撮天然鹽（請見 38 頁）

生南瓜籽，裝飾用

首先製作派皮。9 吋（23 公分）的派盤舖上保鮮膜，覆蓋底部及四周，多留一點保鮮膜以便冰完後脫模。杏仁、椰子絲、椰子油、水、香草精和甜菊液倒入食物調理機，瞬轉打成麵包粉般的質地，且不沾黏攪拌杯。派皮均勻壓在派盤底部及四周。冷藏 1 至 2 小時讓它變硬。

接著製作餡料。把所有食材丟進果汁機，高速攪打 2 分鐘左右直到綿密柔滑。（若使用高速果汁機，請小心不要過度攪打，不然食材會變得太燙。）餡料倒入冰過的派皮，輕微搖動派盤讓表面均勻。冷藏至少 8 小時，隔夜更好。

食用時，在派上灑滿南瓜籽，輕輕地提起保鮮膜脫模，再把派滑回派盤。用銳利的刀子分切食用。

變化：用 2 大匙椰子糖代替派皮的甜菊。餡料可用 1/4 杯（38 克）椰子糖代替甜菊，並把香料增加成 1 大匙肉桂粉、1 小匙肉豆蔻粉、1 小匙薑粉及 1 大撮丁香粉。

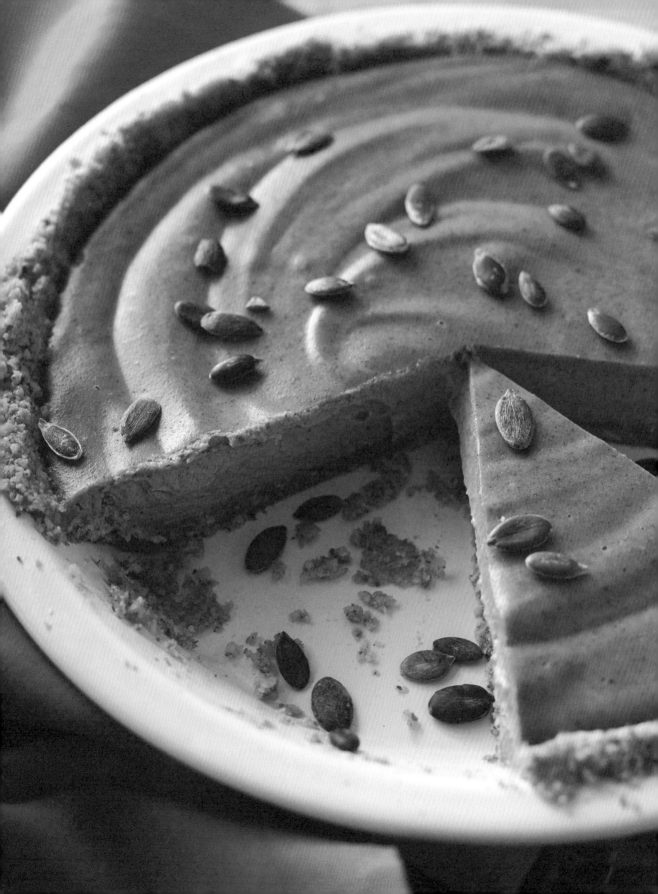

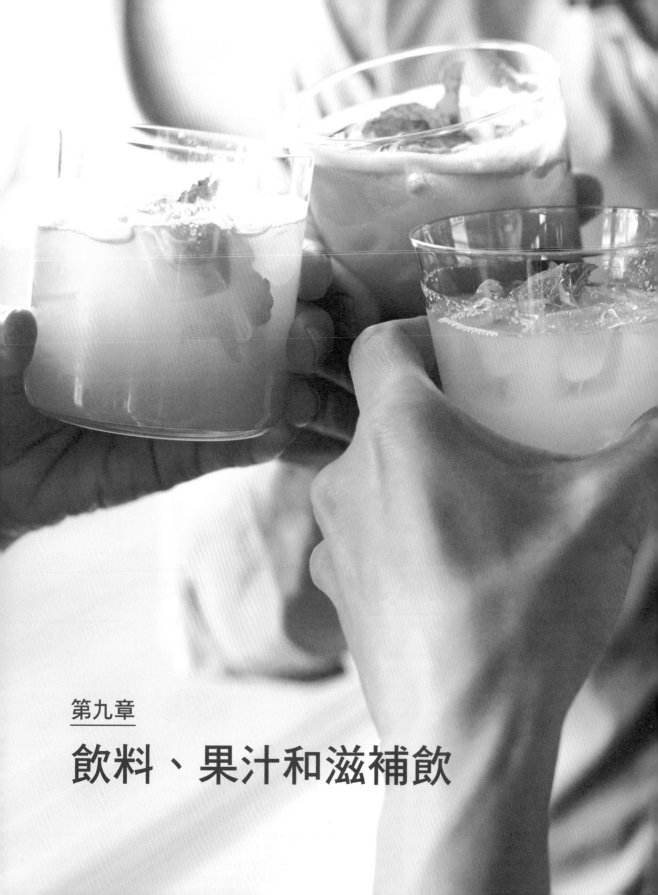

第九章
飲料、果汁和滋補飲

我朋友蘇和喬治，在西班牙喝過讓人難忘的桑格莉亞，也學到了秘密食材是香草莢。我偷來這個點子，加入鳳梨汁和新鮮鳳梨取代甜味劑。讓這些味道和葡萄酒結合在一起的功臣是柑曼怡香橙干邑甜酒（Grand Marnier），白橙皮酒（Triple Sec）無法辦到。這個調酒需要靜置至少 24 小時，讓味道醇熟。我要大膽地說這是我喝過最棒的桑格莉亞，但也許是我太孤陋寡聞了。

鳳梨香草桑格莉亞

6 人份

1 又 1/2 杯（360 毫升）無糖鳳梨汁

2 杯（320 克）切丁的鳳梨（或含天然果汁的無糖罐裝鳳梨）

1 瓶（750 毫升）卡本內蘇維濃或卡本內美洛混合酒

1/4 杯（60 毫升）白蘭地

1/4 杯（60 毫升）柑曼怡

1 顆柳橙

1 顆熟洋梨，去核切塊

1/2 根香草莢沿長邊切開（保留香草籽）

10 片薄荷葉（可省略）

2 杯（250 克）冰塊，搭配飲用（可省略）

鳳梨汁及 1 杯（160 克）鳳梨丁丟進果汁機，高速攪打 30 至 60 秒直到綿密。在玻璃壺或大酒杯中混合葡萄酒、白蘭地和柑曼怡，打好的鳳梨倒入酒裡攪拌均勻。（別擔心泡沫，之後就會消失了。）

柳橙垂直切半，再把半顆柳橙切成 8 至 10 片，頭尾丟掉。柳橙片、剩下的 1 杯（160 克）鳳梨丁、洋梨、香草莢和薄荷加入桑格利亞攪拌均勻，室溫靜置 8 至 12 小時，直到水果味融合。冷藏 12 至 24 小時。

飲用時，拿掉香草莢及一半的柳橙片（太多水果會過於搶味）。若一次享用全部的桑格莉亞，把冰塊都加入壺中；不然，可把冰塊加進個人杯中享用。

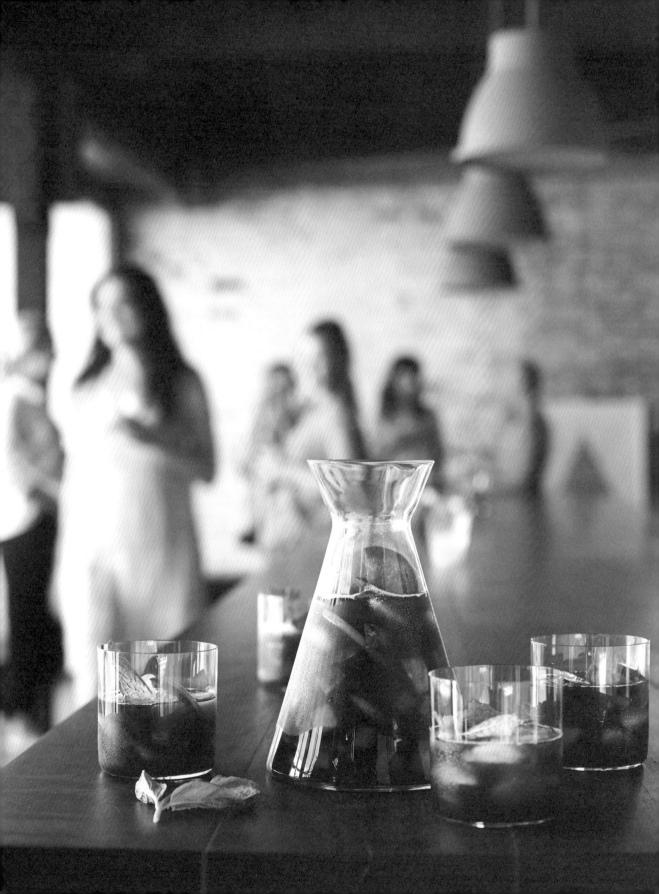

我的朋友，瑪格莉特愛好者喬治，喝了一口這款調酒就堅決地說：「要加柑曼怡！」我回答：「誰不需要？」你可以使用君度橙酒或白橙皮酒等其他柑橘味的酒，但柑曼怡和龍舌蘭酒的品質，是讓這款瑪格莉亞與眾不同的關鍵。

純純蜜桃瑪格莉特

2 人份

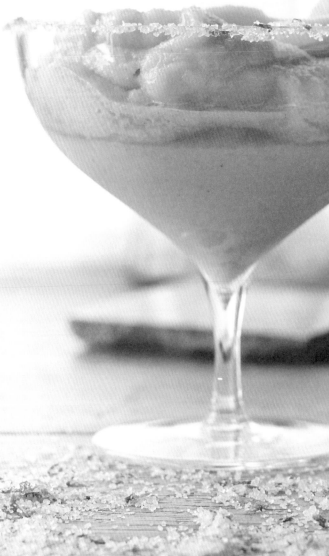

1/4 杯（60 毫升）無糖鳳梨汁	1 大匙龍舌蘭糖漿，視口味斟酌
1/4 杯（60 毫升）現榨萊姆汁	1 杯（125 克）冰塊，視口味斟酌
2 杯（320 克）切塊的冷凍蜜桃	萊姆角，裝飾用（可省略）
1/4 杯（60 毫升）龍舌蘭酒，視口味斟酌	1 大匙中等粗粒的天然鹽（可省略）
2 大匙柑曼怡	萊姆皮屑，裝飾用（可省略）

鳳梨汁、萊姆汁、蜜桃、龍舌蘭酒、柑曼怡、龍舌蘭糖漿和冰塊丟進果汁機，高速攪打 30 至 60 秒直到混合均勻。中途可能需要停止攪打，把食材刮近刀片。可斟酌調味（根據個人喜好，多加點龍舌蘭糖漿或酒），若喜歡更冰涼的口感可加入更多的冰塊。

飲用時，用萊姆角抹過 2 杯瑪格莉特杯的邊緣。鹽和萊姆皮屑混合倒進淺盤，小心地沾滿杯緣，打好的酒分裝至杯中。

我朋友金為這款可樂達下了評語:「似乎是個很健康的喝酒方式!」雖說如此,這款濃郁的飲料加不加蘭姆酒都可以(請見下面的無酒精變化版)。依據鳳梨的熟度調整甜味劑的量,如果鳳梨很甜或沒加蘭姆酒,請試喝後再考慮要不要加甜味劑。但我覺得少許的甜味劑,能讓整體風味更融合。

濃淡由人的鳳梨可樂達

2 人份

3/4 杯(180 毫升)罐裝椰奶(搖勻)

1/2 杯(120 毫升)無糖鳳梨汁

1 杯(160 克)切丁的熟鳳梨

1 杯(160 克)切丁的冷凍鳳梨

1/2 小匙天然香草精

3 大匙白蘭姆酒,視口味斟酌(可省略)

1 小匙純楓糖漿,視口味斟酌(可省略)

1 杯(125 克)冰塊

鳳梨角,裝飾用

把所有食材丟進果汁機,高速攪打 30 至 60 秒直到綿密。依個人喜好調整蘭姆酒及楓糖漿的量。搭配鳳梨角飲用。

變化:用無酒精香草精,並以 1/2 杯(7 克)蒲公英草代替蘭姆酒。這種營養豐富的蔬菜帶著些微苦味,讓飲料喝起來有酒味。

這款無糖飲料在大熱天喝起來超消暑，成熟的甜瓜能大幅提升風味。冷藏冰透後再飲用，沒人喜歡溫熱的甜瓜水。加一點琴酒或伏特加，變成美味的夏日風情調酒。

加酒也好喝的清涼薄荷甜瓜水

4 人份

1 杯（240 毫升）椰子水	2 大匙現榨檸檬汁	天然液態甜味劑（可省略，請見 39 頁）
4 杯（600 克）切塊的甜瓜	20 片薄荷葉	冰塊，搭配飲用

椰子水、甜瓜、檸檬汁和薄荷葉丟進果汁機，高速攪打約 1 分鐘，直到均勻混合且綿密。試喝一口，再依個人喜好調整甜度。用細濾網或堅果奶袋過濾，丟掉殘渣，並冷藏至少 2 小時，最多可保存 2 天。搭配冰塊飲用。

變化：加入 1/2 杯（120 毫升）琴酒或伏特加，和其他的食材打勻。試喝並依個人喜好多加點酒。

我決定在一個慵懶的週日上午，和愛好血腥瑪莉的朋友美嘉跟丹妮絲，把這款調酒變得更完美。我們喜歡粗粒的口感，如果你偏好滑順的調酒，加一點水或番茄汁再過濾。Annie's 有出一種純素伍斯特醬（請見 209 頁的採買指南），非常適合這款飲料；Edward & Sons 的 The Wizard's 品牌有無麩質純素的選擇，可在網路上購買。這是個絕佳的宿醉救星，不加伏特加的話也很適合早晨提神醒腦。無論如何，血腥瑪莉最棒了。

豪放大膽的血腥瑪莉

2 人份

2 杯（300 克）切塊的番茄

1 大匙番茄糊

1/2 杯（66 克）切丁的西洋芹（約 2 枝）

2 小匙新鮮辣根泥（非辣根醬），視口味斟酌

2 小匙伍斯特醬，視口味斟酌

3 滴塔巴斯科辣醬，視口味斟酌

1 大匙現榨檸檬汁，視口味斟酌

1 小匙切碎的紫洋蔥

1 瓣大蒜

天然鹽（請見38頁介紹）

現磨黑胡椒

1 片檸檬角，裝飾用（可省略）

冰塊，搭配飲用

1/4 杯（60 毫升）伏特加

2 根帶葉的嫩西洋芹，裝飾用

番茄塊、番茄糊、西洋芹、辣根泥、伍斯特醬、塔巴斯科醬、檸檬汁、洋蔥、大蒜、3/4 小匙鹽和 3/8 小匙黑胡椒丟進果汁機，高速攪打 1 分鐘直到均勻成泥。可斟酌調味（根據個人喜好，多加點辣根、伍斯特醬、塔巴斯科醬、檸檬汁、鹽或黑胡椒。）我不過濾直接喝，但你也可以用湯匙把打好的食材壓過細濾網，並丟掉殘渣。調好的血腥瑪莉冷藏保存，飲用前再取出。

飲用時，以檸檬角抹過 2 個高球杯的杯緣，鹽和黑胡椒混合倒進淺盤沾滿杯緣。冰塊和伏特加分裝至 2 個酒杯中，加入血腥瑪莉。各用 1 枝西洋芹裝飾並飲用。

這個飲料不只能在聖誕假期喝！我每天都喝，禮拜天還喝兩次。超級美味，而且香醇濃郁到不可思議（只要把堅果泡軟），你肯定不相信沒加乳製品。這款飲料可當甜點或慶祝酒，加或不加酒精都好（請見下面的變化版），但白蘭地的風味非常美妙。

節慶風蛋蜜汁

4 至 6 人份

2 杯（480 毫升）無糖杏仁奶（自製的話請過濾）

1/4 杯（60 毫升）罐裝椰奶（搖勻）

1/2 杯（70 克）無鹽生腰果，泡軟（請見 22 頁）

3 盎司（85 克）嫩豆腐

1 根熟香蕉

1/2 小匙天然香草精

1/4 杯（60 毫升）純楓糖漿

3/4 小匙肉桂粉，視口味斟酌

1/2 小匙現磨肉豆蔻粉，視口味斟酌

1 小撮丁香粉

1 小撮天然鹽（請見 38 頁介紹）

1/4 杯（60 毫升）白蘭地

把除了白蘭地外的所有食材丟進果汁機，高速攪打 1 至 2 分鐘直到綿密柔滑。加入白蘭地高速攪打一下混合均勻。蛋蜜汁放入玻璃容器，冷藏至少 3 小時，讓味道融合且變得略微濃稠。（若趕時間可以加一點冰塊攪打。）

冷藏飲用，灑上肉桂粉、肉豆蔻粉或各灑一點。這款蛋蜜汁可冷藏保存 2 天，但最好當日飲用完畢。

變化：製作無酒精版本，多加 2 大匙泡軟的無鹽生腰果，視個人口味減少 2 至 3 大匙的楓糖漿。使用無酒精香草精，並省略白蘭地。

巧克力和榛果是天生一對。這款飲料不管熱的或冰的，都是令人陶醉的美味。我特別把口味調得很甜，你可以依個人喜好調整椰棗的量；同樣地，視口味增添可可粉。我喜歡吃到多一點榛果，所以會控制巧克力的量。但如果你剛好相反，請將巧克力加倍。這款飲料可在過濾前，依個人喜好調整到最完美的味道。

天生一對
榛果熱巧克力

2 人份

1 杯（150 克）生榛果，泡軟（請見 22 頁）

3 杯（720 毫升）水

1/2 杯（90 克）去籽切碎的椰棗，泡軟（請見 22 頁），視口味斟酌

3 大匙無糖可可粉，視口味斟酌

1 小匙無酒精香草精

無麩質純素或一般迷你棉花糖，搭配飲用（可省略）

榛果、水、椰棗、可可粉和香草精丟進果汁機，高速攪打 1 至 2 分鐘直到堅果和椰棗打碎且質地綿密柔滑。可斟酌調味（根據個人喜好，多加點椰棗或巧克力）。用堅果奶袋或細濾網過濾到小長柄深鍋中。

中小火加熱小長柄深鍋 3 至 4 分鐘（不要煮滾不然會分離）。倒入馬克杯灑上棉花糖飲用。

變化：放入冰箱或倒在冰塊上可變成冷飲。

三種水果口味檸檬水

手邊有檸檬，就拿來做低糖水果口味的檸檬水吧！以下是我最喜歡的組合。我喜歡不過濾帶渣的檸檬水，但不是每個人都愛。如果你想要無渣的飲料，請過濾。記得冰透後再倒在冰塊上，不然檸檬水會被稀釋。發揮你的創意，口味搭配有無限可能。

草莓羅勒

2 至 4 人份

2 杯（480 毫升）水

1/2 杯（120 毫升）現榨檸檬汁，視口味斟酌

3 杯（480 克）切塊的草莓

1/3 杯（80 毫升）龍舌蘭糖漿，視口味斟酌

1/4 杯（22 克）羅勒

把所有食材丟進果汁機，高速攪打 1 分鐘直到混合均勻。可斟酌調味（根據個人喜好，多加點檸檬汁或龍舌蘭糖漿）。用細濾網或堅果奶袋過濾，冷藏後飲用。

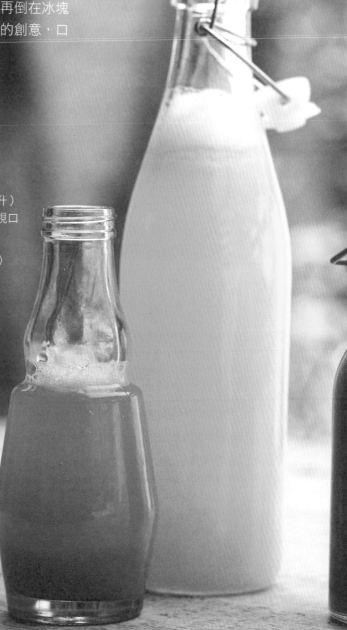

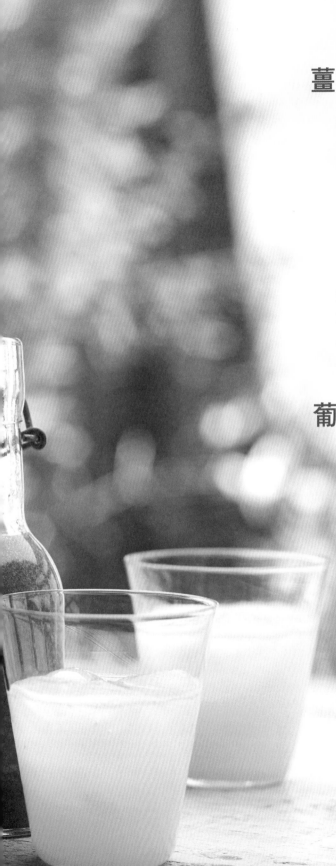

薑汁鳳梨

2 人份

2 杯（480 毫升）水

1/2 杯（120 毫升）現
榨檸檬汁，視口味斟酌

3 杯（480 克）切丁的
鳳梨，視口味斟酌

1 大匙薑末

2 大匙龍舌蘭糖漿，
視口味斟酌

把所有食材丟進果汁機，高速攪打 1 分鐘直到
混合均勻。可斟酌調味（根據個人喜好，多加
點檸檬汁、鳳梨或龍舌蘭糖漿）。用細濾網或
堅果奶袋過濾，冷藏後飲用。

葡萄薄荷

2 至 4 人份

2 杯（480 毫升）水

1/2 杯（120 毫升）現
榨檸檬汁，視口味斟酌

4 杯（680 克）無籽綠
葡萄

15 片薄荷葉

1 大匙龍舌蘭糖漿，
或 10 滴無酒精甜菊
液，視口味斟酌

把所有食材丟進果汁機，高速攪打 1 分鐘直到
混合均勻。可斟酌調味（根據個人喜好，多加
點檸檬汁或甜味劑）。用細濾網或堅果奶袋過
濾，冷藏後飲用。

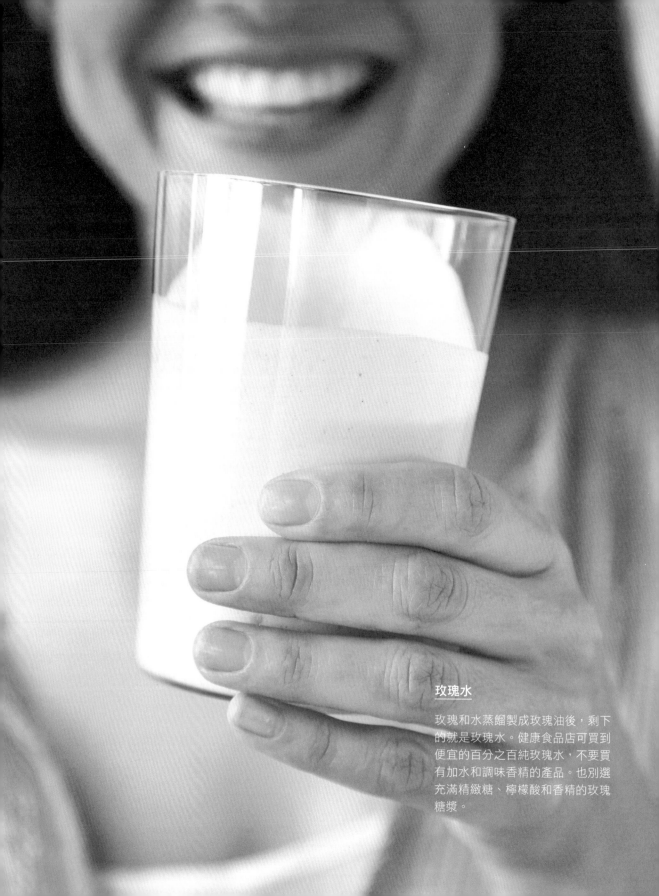

玫瑰水

玫瑰和水蒸餾製成玫瑰油後,剩下的就是玫瑰水。健康食品店可買到便宜的百分之百純玫瑰水,不要買有加水和調味香精的產品。也別選充滿精緻糖、檸檬酸和香精的玫瑰糖漿。

我愛喝美味的印度優格，然而我的身體卻不能消化乳製品。這個純素版是很好的折衷選擇，甚至比傳統配方還好喝。雖然你可以使用任何優格，我發現無奶優格永遠做不出乳製品的酸味。這時就要派出檸檬汁了，多加點檸檬汁調成適當的酸度。（若使用傳統克菲爾優酪乳，完全不需要檸檬汁。）玫瑰水和綠豆蔻的組合很特別。

玫瑰水綠豆蔻印度優格飲

2 人份

1 杯（240 克）椰奶優格、任何純素優格或克菲爾優酪乳

1/2 杯（120 毫升）罐裝椰奶（搖勻）、任何植物奶或克菲爾優酪乳

2 根新鮮或冷凍的香蕉片

2 杯（250 克）冰塊，視口味斟酌

1/2 小匙綠豆蔻粉（請見 161 頁附註）

1 小匙純蒸餾玫瑰水（請見前頁附註）

1 小匙現榨檸檬汁，視口味斟酌

1 顆去籽泡軟（請見 22 頁）的椰棗，視口味斟酌，或其他天然甜味劑（請見 39 頁）

把所有食材丟進果汁機，高速攪打 30 至 60 秒直到綿密柔滑。可斟酌調味（根據個人喜好，多加點檸檬汁或甜味劑）。直接飲用或搭配冰塊。

大多數的治療感冒果汁，都是檸檬汁、蜂蜜和紅辣椒粉的組合。這款胡蘿蔔汁是一種另類的有趣選擇。富含增強免疫力的食材，這款滋補飲品熱力十足，療癒之餘也很好喝。

熱力十足的打擊感冒飲

1 人份

1 又 1/2 杯（360毫升）水	2 小匙薑末
	1/8 小匙肉桂粉
2 根胡蘿蔔，削皮切成大塊	1 小撮紅辣椒粉
1/2 顆大型或 1 顆小型青蘋果，去核切塊	5 滴無酒精甜菊液（請見 39 頁）
1 大匙現榨檸檬汁	

把所有食材丟進果汁機，高速攪打 30 至 60 秒，直到食材都完全打碎。直接飲用，冷藏或搭配冰塊。也可以用細濾網過濾再飲用（紅辣椒粉過濾後辣味會變淡許多）。

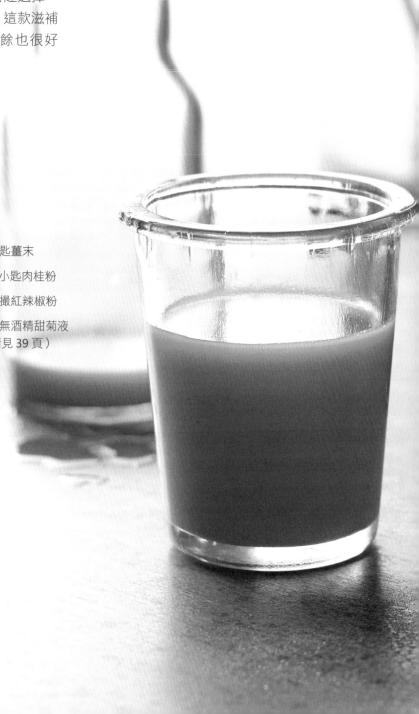

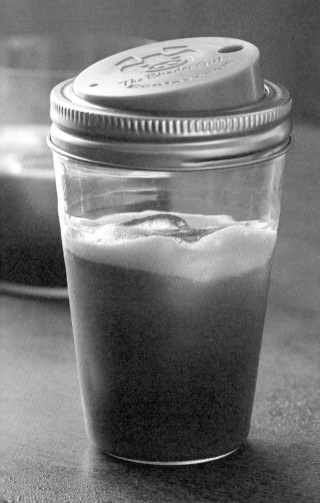

我幾乎每個禮拜都喝這款鹼性蔬果汁，提神效果極佳。根據水果的大小不同，可能需要多加點水。若你喜歡比較甜的果汁，多加一顆蘋果。紅辣椒粉排毒效果非常好，但下手別太重，不然會辣到你頭皮發麻！

提神效果極佳的
鹼性蔬果汁

1 人份

1 杯（240 毫升）水或椰子水，並視情況斟酌	1 到 2 顆青蘋果，去核切塊
2 杯（54 克）嫩菠菜	1 小匙切碎的薑
2 根小檸檬，去皮去籽切成四塊	2 滴無酒精甜菊液（請見 39 頁），視口味斟酌
1 根去皮切大塊的黃瓜	1 小撮紅辣椒粉，視口味斟酌（可省略）

把所有食材丟進果汁機，高速攪打 1 至 2 分鐘直到綿密柔滑。視情況添加水量，直到變成稀果昔的質地。若使用 2 顆蘋果，一定需要多加水。可斟酌調味（根據個人喜好，多加點甜菊液和紅辣椒粉）。用細濾網過濾，冷藏或搭配冰塊。

這款飲料排毒又美味，還加了某些對美肌最有效的食材。基底的茶我泡得很濃，才不會被其他味道掩蓋。固定喝這款飲料，你的肌膚會很愛你。

使肌膚光滑柔順的
排毒美肌飲

1 人份

2 個綠茶包

1 又 1/2 杯（360 毫升）滾水

2 顆奇異果，削皮切成大塊

1/2 顆大型或 1 顆小型青蘋果，去核切塊

1 杯（43 克）嫩菠菜

1 小匙亞麻籽油

1 大匙現榨檸檬汁，視口味斟酌

1 小撮檸檬皮屑，視口味斟酌

5 滴無酒精甜菊液（請見 39 頁），視口味斟酌

在小碗中放入綠茶包，加滾水泡 3 分鐘左右，拿掉茶包讓茶冷卻。

冷卻的茶和其他食材丟進果汁機，高速攪打 1 至 2 分鐘直到均勻混合。可斟酌調味（根據個人喜好，多加點檸檬汁、檸檬皮屑或甜味劑）。用細濾網或堅果奶袋過濾並冷藏。

變化：製作裸食飲料請用冷水泡茶。

這款飲料是每天攝取益生菌的好方法。我經常做來喝，因為它既美味低糖、高鹼性又富含益菌。如果你想找益生菌飲，但不喜歡克菲爾優酪乳的味道，這是個好選擇。（試著自製克菲爾優酪乳以掌控風味，請見 28 頁。）這款滋補飲多加了杏仁奶，喝起來像奶昔。做給小孩喝的甜味版可加 1 根香蕉，或少許楓糖漿、椰糖蜜、或椰棗。但為了完全發揮益生菌的功效，使用甜菊最好。可加一點菠菜之類的淡味綠色蔬菜（很好的益菌生食材），幫助促進益生菌的生長。

好菌多多
克菲爾杏仁草莓汁

1 人份

1 杯（240 毫升）無糖杏仁奶（自製的話請過濾）

1 杯（240 毫升）杏仁或椰奶克菲爾優酪乳（請見 28 頁）

1 又 1/2 杯（240 克）新鮮或冷凍草莓

1 大匙生杏仁醬

1 小匙去殼大麻籽

1 小匙黑色或白色奇亞籽

1 小匙亞麻籽粉

1 小匙無酒精香草精

1/4 小匙益生菌粉（請見 28 頁）

1/4 小匙檸檬皮屑

1/8 小匙肉桂粉

1 小撮天然鹽（請見 38 頁介紹）

20 滴無酒精甜菊液或其他天然甜味劑（請見 39 頁）

1 杯（125 克）冰塊（可省略，若使用冷凍草莓的話不用加）

把所有食材丟進果汁機，高速攪打 1 分鐘左右，直到綿密柔滑。

被稱為「天然開特力（Gatorade）」的椰子水，是一種天然等滲透飲料，比大多數市售運動飲料的電解質含量還多。搭配奇亞籽卓越的功效，就變成超強大的能量發電機。這款無糖無脂肪的運動飲料，靈感來自於我的一位讀者瑪麗姬，有助於維持人體的電解質平衡。低熱量但富含維生素 B、維生素 C、鉀、鎂、鈣、鐵和鋅，奇亞籽也能幫助你補充運動中流失的礦物質。

可以加入各種水果調味這個基本的食譜，但我偏好這個鹼性配方。我覺得薑在運動後喝味道太重了，然而很多朋友都喜歡這款飲料的薑味。飲用前幾個小時先做完並冷藏，以達到最好的濃度。奇亞籽會略微膨脹，但不會讓這個飲料變得像爛泥般濃稠。我運動時會喝這個飲料，但它也是全方位的健康萬能藥，對肝臟、甲狀腺、腎臟和膽囊運作都有益。我提過它的美肌效果嗎？這個飲料對皮膚也非常有幫助。

元氣滿滿的
奇亞籽能量飲

1 人份

2 杯（480 毫升）椰子水	2 大匙現榨檸檬汁	2 大匙黑色或白色奇亞籽
1 小匙萊姆皮屑	2 大匙現榨萊姆汁	無酒精甜菊液或其他天然甜味劑（可省略，請見 39 頁）
1/4 杯（60 毫升）現榨柳橙汁		

椰子水、萊姆皮屑和果汁加入果汁機，高速攪打 30 至 60 秒，直到皮屑打碎且均勻混合。加入奇亞籽低速（若使用高速果汁機）或高速（若使用一般果汁機）攪打數秒，直到奇亞籽混合且略微打碎，但沒有完全打勻。試喝，加入 5 滴左右的甜菊液或更多，再快速打一下。倒入玻璃罐冷藏至少 2 小時。（若一開始使用冰過的椰子水，可以馬上飲用補充能量，但奇亞籽還沒泡開。）攪拌均勻後飲用。

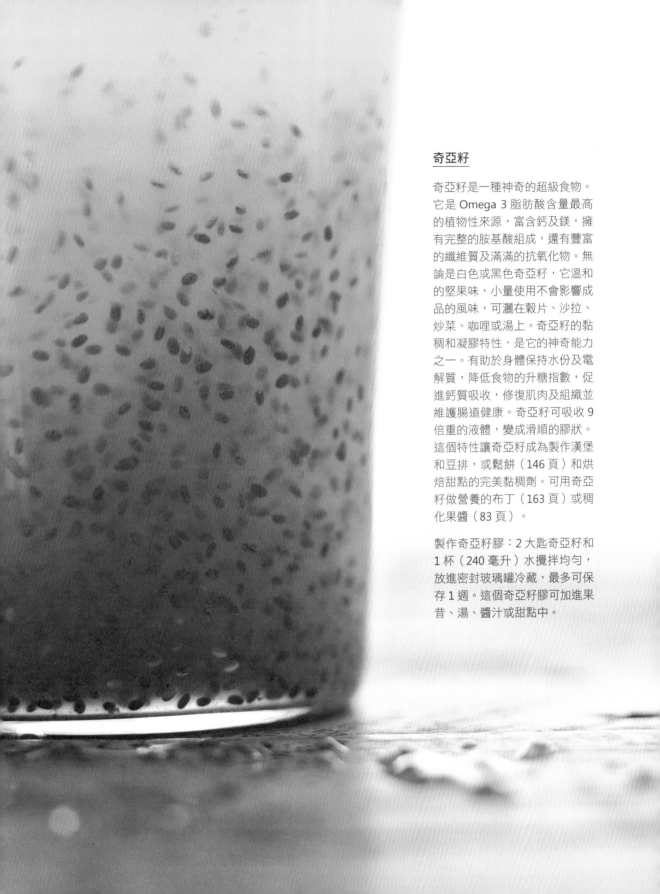

奇亞籽

奇亞籽是一種神奇的超級食物。它是 Omega 3 脂肪酸含量最高的植物性來源，富含鈣及鎂，擁有完整的胺基酸組成，還有豐富的纖維質及滿滿的抗氧化物。無論是白色或黑色奇亞籽，它溫和的堅果味，小量使用不會影響成品的風味，可灑在穀片、沙拉、炒菜、咖哩或湯上。奇亞籽的黏稠和凝膠特性，是它的神奇能力之一。有助於身體保持水份及電解質，降低食物的升糖指數，促進鈣質吸收，修復肌肉及組織並維護腸道健康。奇亞籽可吸收 9 倍重的液體，變成滑順的膠狀。這個特性讓奇亞籽成為製作漢堡和豆排，或鬆餅（146 頁）和烘焙甜點的完美黏稠劑。可用奇亞籽做營養的布丁（163 頁）或稠化果醬（83 頁）。

製作奇亞籽膠：2 大匙奇亞籽和 1 杯（240 毫升）水攪拌均勻，放進密封玻璃罐冷藏，最多可保存 1 週。這個奇亞籽膠可加進果昔、湯、醬汁或甜點中。

如果你有胃酸逆流的毛病，這款簡單的亞麻籽茶可能是你的新朋友。這款飲料也是保持腸道健康的好方法。在這裡我使用黃亞麻籽，因為味道比褐色的淡。純亞麻籽茶可能有些難以下嚥，但加了薑、檸檬汁和甜菊，讓這個茶變的很好喝。

幫助腸道健康的亞麻籽茶

1 人份

1 又 1/2 杯（360 毫升）滾水

1 大匙黃亞麻籽

1 吋（2.5 公分）長的薑段切成 4 片，視口味斟酌

2 大匙現榨檸檬汁，視口味斟酌

5 滴無酒精甜菊液（請見 39 頁），視口味斟酌

亞麻籽、薑和檸檬汁倒入熱水，浸泡 30 至 60 分鐘（泡越久薑味越濃。若你非常愛薑，可在浸泡前多加 2 片薑）。亞麻籽、薑片和泡過的茶水倒入果汁機，高速攪打 1 分鐘左右。依個人口味拌入甜菊，並用細濾網過濾，再次調整口味（根據個人喜好，多加點檸檬汁或甜菊）。室溫或小火略微加熱後飲用。

印度人一直都非常喜歡薑黃奶是有原因的。這種香料有強大的抗炎功效，能減緩感冒症狀及安撫腸胃。這款神奇的療癒飲品，也是讓身體冷靜放鬆、幫助入眠的好方法。我有說過這款飲料超好喝嗎？這是我最喜歡的睡前療癒飲。

祝你好眠的
薑黃堅果奶

1 人份

1 杯（240 毫升）無糖杏仁奶（自製的話請過濾）

1 大匙無鹽生腰果、去皮生杏仁條或去殼開心果，泡軟（請見 22 頁）

1 小匙肉桂粉

1/4 小匙薑黃粉

1/4 小匙薑末

1 小撮綠豆蔻粉（可省略，請見 161 頁附註）

2 顆去籽泡軟的椰棗（請見 22 頁），或 5 滴無酒精甜菊液（請見 39 頁）

把所有食材丟進果汁機，高速攪打 1 至 2 分鐘，直到椰棗打碎混合均勻。用細濾網過濾到長柄深鍋中，小火煮 1 至 2 分鐘加熱。（另外，也可以使用高速果汁機，持續打到食材變熱，再直接過濾到杯中飲用。）

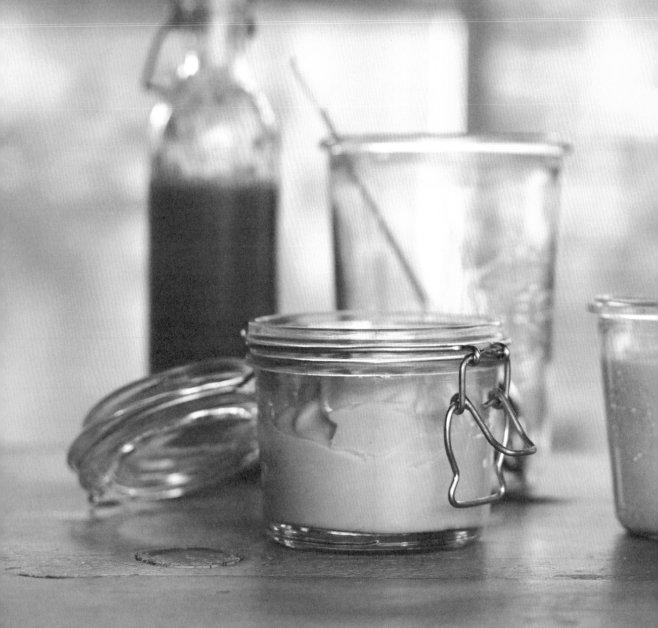

第十章
調味料、醬汁及鮮奶油

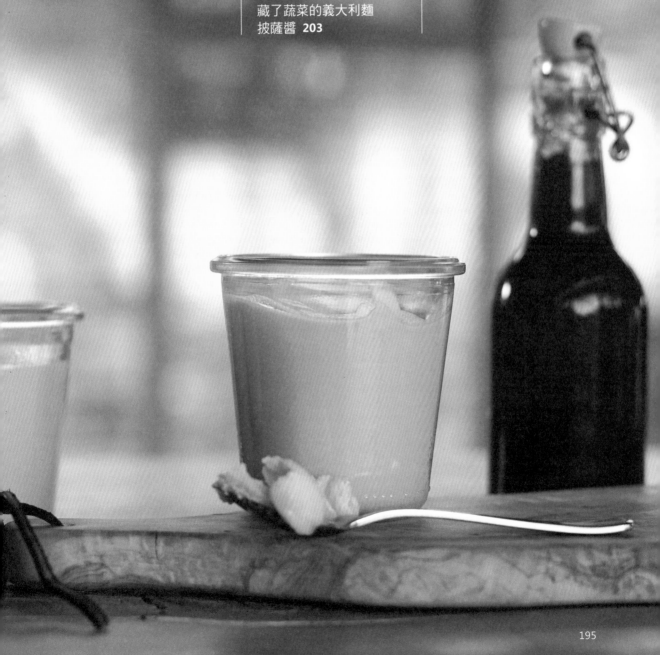

這個簡單健康版的番茄醬，味道和很多人都愛沾的市售成品十分類似，但請放心，這款番茄醬少了糖和防腐劑。我特別使用好取得的家常食材，而你也可以加入香料調配成異國風味。冷藏一晚後味道超棒，不過，番茄醬冰過會變稠。若你喜歡稠一點，可加入玉米粉、竹芋粉（樹薯粉）或葛根粉，至於伍斯特醬，The Wizard's 是個不錯的無麩質純素選擇；若你不在意麩質，Annie's Naturals 有極佳的純素產品（請見 208 頁的採買指南）。這款番茄醬超美味的，你會想拿來沾任何食物。

無糖無防腐劑
自製健康番茄醬

1 又 1/2 杯（400 克）

2 罐（14.5 盎司 /411 克）切丁或捏碎的無鹽番茄

2 大匙番茄糊

1/3 杯（50 克）切丁的紫洋蔥

2 瓣大蒜，略微切碎

2 又 1/2 大匙純楓糖漿

2 又 1/2 大匙蘋果醋

1/2 小匙無麩質、純素或一般的伍斯特醬

1/2 小匙天然鹽（請見 38 頁）

1 小撮黃芥末粉

1 小撮現磨黑胡椒

1 小匙玉米粉或竹芋粉（樹薯粉），或 1/2 小匙葛根粉（請見 208 頁採買指南）加 1 大匙水，視情況調整濃稠度（可省略）

罐裝番茄和汁液、番茄糊、洋蔥、大蒜、楓糖漿、醋、伍斯特醬、鹽、芥末粉和黑胡椒丟進果汁機，高速攪打約 1 分鐘直到均勻混合且綿密。倒入長柄深鍋，大火煮至微滾，轉成中火燉煮 30 分鐘左右，不時攪拌，直到收乾成喜歡的稠度。（冷藏後會更濃稠。若你喜歡比較稠的質地，把玉米粉放進小碗加水攪拌成醬，倒入番茄醬中，再煮 10 至 15 分鐘直到變濃稠。）

鍋子離火，讓番茄醬冷卻至室溫。倒入玻璃容器緊緊密封，並放入冰箱。番茄醬最多可冷藏保存 1 個月。

我超愛這個醬，因為很快就可以攪打完成，而且不需要烹煮。甜中帶酸的風味，帶著一點煙燻味跟辣味。這個醬總是能得到熱烈的好評，就算是不喜歡烤肉的人也被收服。厚厚地塗在烤蔬菜或漢堡上，你會一邊舔手指一邊捲起袖子多做一些。

五分鐘快速烤肉醬

1 又 1/3 杯（360 克）

1/2 杯（120 毫升）無糖未過濾的蘋果汁

1/4 杯（60 毫升）純楓糖漿

2 大匙黑糖蜜

1 罐（6 盎司 /170 克）番茄糊

2 大匙醬油

1 大匙石磨芥末醬

2 大匙蘋果醋

1 大匙現榨檸檬汁

1 小匙蒜末（約 1 瓣）

1 又 1/4 小匙薑末

1/2 小匙洋蔥粉

1/8 小匙現磨黑胡椒

1/8 小匙辣椒粉

1/8 小匙天然鹽（請見 38 頁介紹）

把所有食材丟進果汁機，高速攪打 1 分鐘直到綿密且均勻混合。烤肉醬可放入密封容器，冷藏保存最多 5 天。

這款裸食無蛋美乃滋味道圓潤溫和，適合當作各種淋醬或醬汁的基底，還有像我的香濃爽口馬鈴薯沙拉（88頁）之類的基本菜色。每次做出的美乃滋，味道都會略有不同，依我的心情和計劃使用的方式而定。我通常最後會分別倒入檸檬汁、醋和鹽，每加一種後試吃並調整味道。可使用任何適合的天然甜味劑，但記得浸泡腰果以做出最綿密的成品。額外加入新鮮香草和蔬菜會很美味，加一點大蒜就變成超棒的蒜味美乃滋。料理有無限的可能，但有時候單純的美味最動人。

妙用無窮的生美乃滋

1又1/3杯（310克）

1/4杯（60毫升）水

1杯（140克）無鹽生腰果，泡軟（請見22頁）

1/4杯（30克）切碎的白花椰菜

1/4杯（60毫升）冷壓初榨橄欖油

1又1/4小匙黃芥末粉，視口味斟酌

1小匙蘋果醋，視口味斟酌

3大匙現榨檸檬汁，視口味斟酌

1小匙椰子糖，視口味斟酌

1/4小匙天然鹽（請見38頁介紹），視口味斟酌

把所有食材丟進果汁機，高速攪打1至2分鐘直到綿密柔滑。可能需要不時停止攪打，並刮乾淨攪拌杯的四周。可斟酌調味（根據個人喜好，多加點芥末粉、醋、檸檬汁、甜味劑或鹽）。放入密封容器，可冷藏保存最多5天。

新鮮萊姆汁是這道食譜的美味平衡關鍵。我很多朋友據說都直接從罐子裡挖來吃！跟其他奶醬一樣，冰過後更好吃。

超好吃酸奶醬

1 杯（250 克）

1/4 杯（60 毫升）無糖杏仁奶（自製的話請過濾），視口味斟酌

1 大匙冷壓初榨橄欖油

2 又 1/2 大匙現榨萊姆汁，視口味斟酌

1 又 1/2 大匙蘋果醋，視口味斟酌

4 盎司（113 克）嫩豆腐

1/2 杯（60 克）去皮生杏仁，泡軟（請見 22 頁）

1 大匙白味噌醬（請見 128 頁）

3/4 小匙天然鹽（請見 38 頁），視口味斟酌

1/4 小匙蒜末

1 大匙切碎的蝦夷蔥（可省略）

杏仁奶、橄欖油、萊姆汁和醋倒進果汁機，再加入豆腐、杏仁、味噌醬、鹽和大蒜，高速攪打 1 至 2 分鐘直到綿密柔滑。視情況再加入 1 大匙杏仁奶幫助攪打。可斟酌調味（根據個人喜好，多加點萊姆汁或醋）。打好的酸奶倒入小碗，覆蓋並冷藏數小時，直到變稠且入味。

使用前拌入蝦夷蔥，可冷藏保存 2 到 3 天。

變化：使用無鹽生腰果代替杏仁。先略微減少鹽、萊姆汁和醋的量，再斟酌增加。使用去皮杏仁時，天然鹽有助於融合所有的味道並平衡酸味。然而每種鹽的味道不一樣，所以若使用腰果，先從 1/2 小匙開始，再小撮小撮地慢慢加，調整成你喜歡的味道。

三種甜味鮮奶油

這些是我最喜歡的純素鮮奶油。腰果鮮奶油是我家的必備品，也可以使用杏仁製作。豆腐鮮奶油我運用柑橘掩蓋豆味。基本款的豆腐鮮奶油可搭配大多數的甜點，但加了檸檬的變化版更美味。放越久豆味會越濃，所以使用的當天再製作。鹼性無糖鮮奶油像紅酒一樣越陳越香，過一陣子後甜菊和整體風味更融和。腰果鮮奶油和鹼性鮮奶油必須先浸泡堅果，以達到最香濃綿密的質地。這可是鮮奶油呢！

腰果鮮奶油

1 又 1/4 杯（300 克）

3/4 杯（180 毫升）無糖杏仁奶（自製的話請過濾）	1 杯（140 克）無鹽生腰果，泡軟（請見 22 頁）	1 又 1/2 小匙無酒精香草精，視口味斟酌
	2 大匙純楓糖漿或椰子糖	1 小撮檸檬皮屑

把所有食材丟進果汁機，高速攪打 1 至 2 分鐘直到綿密柔滑。可能需要不時停止攪打，並刮乾淨攪拌杯的四周，以達到最綿密的效果。依個人喜好調成香草精的量。倒入碗中冷藏數小時，讓鮮奶油略微變稠。放在密封容器內可冷藏保存最多 5 天。

變化：製作杏仁鮮奶油，將杏仁奶量增加到 1 杯（240 毫升），並用 1 杯（120 克）泡軟（請見 22 頁）的去皮生杏仁條代替腰果。

椰子肉

超級高鹼性又充滿健康油脂，以及增強免疫力的良好成份，嫩泰國椰子肉（柔軟有彈性）很適合自製椰奶、讓果昔變香濃，和當作生布丁、甜點、鮮奶油和優格的基底。我也在甜點和鹹食食譜中，使用乾椰子片或絲及椰奶霜。椰奶霜可在網路上或亞洲商店買到（請見 208 頁的採買指南）。

豆腐鮮奶油

2 杯（500 克）

12 盎司（340 克）嫩豆腐

1/4 杯（60 毫升）無糖豆奶或杏仁奶（自製的話請過濾）

1/4 杯（60 毫升）純楓糖漿，視口味斟酌

1 大匙現榨柳橙汁

1 又 1/2 小匙無酒精香草精

1 小撮檸檬皮屑

把所有食材丟進果汁機，高速攪打約 1 分鐘直到綿密柔滑。可能需要不時停止攪打，並刮乾淨攪拌杯的四周，以達到最綿密的效果。若想要較甜的鮮奶油，可斟酌多加點楓糖漿。倒入碗中冷藏數小時，讓鮮奶油略微變稠。放在密封容器內可冷藏保存最多 5 天。

變化：製作檸檬豆腐奶油，將柳橙汁加到 2 大匙，檸檬皮屑增加成 1/4 小匙。

鹼性無糖鮮奶油

1 杯（225 克）

1/2 杯（120 毫升）無糖杏仁奶（自製的話請過濾）

1/2 杯（90 克）嫩泰國椰子肉（請見 200 頁附註）

1/4 杯（35 克）去皮生杏仁條，泡軟（請見 22 頁）

1 小匙無酒精香草精，視口味斟酌

20 滴 Sweet Leaf 香草口味無酒精甜菊液（請見 39 頁）

10 滴 Sweet Leaf 英式太妃糖口味無酒精甜菊液

把所有食材丟進果汁機，高速攪打約 1 至 2 分鐘直到綿密柔滑。可能需要不時停止攪打，並刮乾淨攪拌杯的四周，以達到最綿密的效果。依個人喜好調成香草精的量。倒入碗中冷藏至少 3 小時。這款鮮奶油隔夜更好吃，放在密封容器內可冷藏保存最多 3 天。

這款鹼性抹醬好到幾乎讓人難以置信：富含健康油脂而且超美味。跟一般的奶油一樣，冷的時候變硬，室溫下變軟，抹在熱土司、麵包或瑪芬上會融化。我喜歡加入大蒜和薑黃，讓這個食譜味道更多層次，並中和椰子味。請注意，甜味版不是鹼性的。兩種版本都能冷藏保存最多 1 個月，但總是很快就被吃光了。

完全沒有乳製品的
健康奶油塊

1 杯（250 克）

1/2 杯（120 毫升）液態椰子油

1/4 杯（60 毫升）冷壓初榨橄欖油

1 杯（140 克）去皮生杏仁條、生夏威夷豆或無鹽生腰果，泡軟（請見 22 頁）

1 又 1/2 小匙大蒜粉，視口味斟酌（可省略）

1/4 小匙天然鹽（請見 38 頁介紹）

1 小撮薑黃粉（可省略）

把所有食材丟進果汁機，高速攪打約 1 至 2 分鐘直到綿密柔滑。可能需要不時停止攪打，並刮乾淨攪拌杯的四周，以達到最綿密的效果。把奶油（呈液狀）倒入罐中，冷藏隔夜讓它變硬。

變化：製作甜味楓糖奶油，多加椰子油代替 1/4 杯（60 毫升）的橄欖油，省略大蒜粉和薑黃粉，加入 2 大匙純楓糖漿，視口味斟酌。

這款多功能的醬汁就像市售成品一樣，只是少了添加物、防腐劑和糖。這也是騙小孩（和某些大人）吃蔬菜的好方法。我特別將這個食譜設計成大份量，這款醬汁很適合冷凍，可臨時拿來做義大利麵、披薩、千層麵和搭配蔬菜。別減少原料的份量，不然用完時你會很扼腕。這款醬汁也可以不打勻直接吃。（等等，我剛說了什麼？）

藏了蔬菜的義大利麵披薩醬

10 杯（2.5 公升）

1 大匙橄欖油或葡萄籽油

4 瓣切碎的大蒜

1 顆切大塊的紫洋蔥

天然鹽（請見 38 頁介紹）及現磨黑胡椒

2 根切丁的西洋芹

1 根磨成絲的胡蘿蔔

1 根磨成絲的綠櫛瓜

1 根切碎的長型黃櫛瓜

1 顆大型紅甜椒，去籽切丁

10 顆中等熟的番茄，切大塊

2 罐（14.5 盎司 /411 克）番茄丁

2 大匙番茄糊

1 大匙切碎的新鮮奧勒岡葉或 1 小匙乾奧勒岡葉

1 大匙切碎的新鮮百里香或 1 小匙乾百里香

1/2 杯（25 克）切碎的平葉巴西利葉

1/4 杯（6 克）切碎的羅勒

1 又 1/2 杯（360 毫升）蔬菜高湯（請見 115 頁）

油倒入大長柄深鍋中火加熱，加入大蒜、洋蔥、1/4 小匙鹽和 1/8 小匙黑胡椒，炒 5 分鐘左右直到洋蔥變軟而透明。加入芹菜、胡蘿蔔、綠櫛瓜、黃櫛瓜和甜椒，再炒 5 分鐘，不時攪拌。加入新鮮番茄、罐裝番茄連汁液、番茄糊及香草，倒入蔬菜高湯，大火煮到微滾，轉成中火不加蓋燉煮 15 分鐘。加入 1/4 小匙鹽和 1/8 小匙黑胡椒調味，再燉煮 15 分鐘。鍋子離火讓醬汁略微冷卻，分批倒入果汁機，高速攪打 1 至 2 分鐘直到綿密（記得拿掉果汁機的塑膠小蓋並用抹布蓋住開口，讓攪打時的蒸氣溢出）。加鹽和黑胡椒調味。放入密封容器可冷藏保存最多 1 週，或冷凍保存最多 3 個月。

這款萬用巧克力醬可依照個人喜好斟酌調整。加一點香料和紅辣椒粉提味，少用一點腰果稀釋濃度，或多加腰果做成濃稠如軟糖般的質地。這款醬汁冷藏後變得像硬布丁，搭配莓果和鮮奶油，就成了一道濃郁的巧克力甜點。巧克力狂請小心，這個食譜超容易上癮。

小心上癮
無糖黑巧克力醬

1 又 1/2 杯（360 毫升）

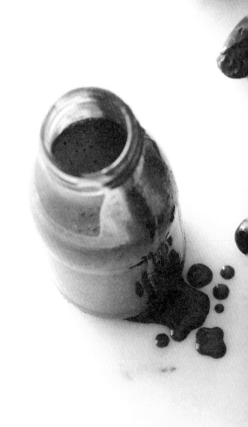

1 杯（240 毫升）無糖杏仁奶（自製的話請過濾）	1/4 杯（60 毫升）液態冷壓椰子油
1/2 杯（35 克）無糖可可粉，視口味斟酌	1/4 杯（60 毫升）純楓糖漿或生龍舌蘭糖漿，視口味斟酌
1/2 杯（35 克）無鹽生腰果，泡軟（請見22頁），視口味斟酌	1 小匙無酒精香草精
	1 小撮天然鹽（可省略，請見 38 頁介紹）

把所有食材倒進果汁機，低速攪打數秒混合，可可粉才不會飛到攪拌杯四周及杯蓋。轉成高速攪打 1 至 2 分鐘直到綿密柔滑。可斟酌調味（根據個人喜好，多加點可可粉或甜味劑），並攪打成你喜歡的稠度（若喜歡比較稠的可多加點腰果）。

這款醬汁最好現做現用，冷藏最多可保存 3 天，但自然會變硬。若是如此。使用前可放置室溫 1 小時左右，或用爐火微微加熱。

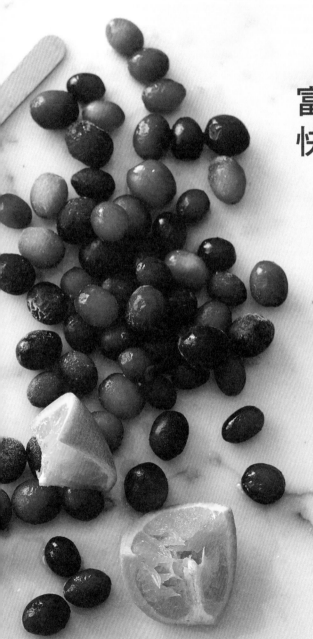

做過這個美味的裸食版本，你可能永遠不會想買或煮蔓越莓醬了。5 分鐘內搞定，奇亞籽神奇地半小時就能讓醬汁變稠。富含活性酵素及新鮮豐富的滋味，這款節慶必備菜超棒。

富含活性酵素
快速蔓越莓果醬

2 又 1/2 杯（360 克）

2 杯（240 克）新鮮或解凍的蔓越莓	1 小匙薑末，視口味斟酌
1 顆去皮切塊的柳橙	1 小匙柳橙皮屑，視口味斟酌
1/2 杯（120 毫升）現榨柳橙汁	1/4 小匙肉桂粉，視口味斟酌
1/4 杯（60 毫升）純楓糖漿	2 大匙黑色或白色奇亞籽

蔓越莓、柳橙、柳橙汁、楓糖漿、薑、柳橙皮屑和肉桂粉放入果汁機中，低速攪打 10 至 15 秒，直到均勻混合但仍有顆粒狀（若你喜歡滑順的蔓越莓醬，可高速攪打）。加入奇亞籽低速攪打數秒，直到混合但未完全打勻。可斟酌調味（根據個人喜好，多加點薑、柳橙皮屑或肉桂粉）。蔓越莓醬倒入密封容器冷藏 30 分鐘左右直到醬汁變稠，可冷藏保存最多 5 天。

享用這款香濃的法式白醬，你不必先和腸胃打招呼。白花椰菜是我最不可或缺的前十名食材之一，可做出超驚人的美味。用這款簡單的醬汁淋在純素千層麵上。加一點味噌或純素起司做成美味香濃的義大利麵醬或佐蔬菜。搭配義大利麵食用時。要增加大蒜、洋蔥和肉豆蔻的量，並拌入巴西利葉、迷迭香或百里香之類的新鮮香草。這道食譜超優秀而且不會造成身體的負擔。

白花椰菜法式白醬

2 又 3/4 杯（650 毫升）

1 顆白花椰菜，切成小朵（約 4 杯 /480 克）

1 又 1/2 大匙橄欖油

1 小匙切碎的大蒜（約 1 瓣）

1 顆切丁的黃洋蔥

3/4 小匙天然鹽（請見 38 頁介紹），視口味斟酌

3/4 杯（180 毫升）無糖豆奶或杏仁奶（自製的話請過濾）

1 小撮肉豆蔻粉，視口味斟酌

1/8 小匙現磨白胡椒，視口味斟酌

白花椰菜放入架在湯鍋上的蒸籠，加入和蒸籠底部等高的水開大火，蓋上蒸籠蒸 10 至 15 分鐘，直到花椰菜變軟，取出備用。

長柄深鍋中火熱油，加入大蒜、洋蔥和 1/4 小匙鹽，炒 10 至 15 分鐘直到洋蔥開始變色。蒸熟的花椰菜和炒好的洋蔥倒入果汁機，加入植物奶，高速攪打 30 至 60 秒直到綿密柔滑。倒回長柄深鍋，加入肉豆蔻、剩下的 1/2 小匙鹽和白胡椒，小火加熱 5 分鐘讓味道融合。可斟酌調味（根據個人喜好，多加點鹽、肉豆蔻或白胡椒）。放入密封容器可冷藏保存最多 5 天。

重新加熱時，用小長柄深鍋開中小火，加熱 2 至 3 分鐘，不時攪拌直到熱透。

這款果汁機版的經典濃醬簡單又美味，可搭配豆腐或天貝、馬鈴薯及其他蔬菜。我喜歡百里香的細緻風味，你也可加入其他的香草或香料，做出屬於你的濃醬。

豆腐味噌經典白醬

1 至 1 又 1/2 杯（240 至 360 毫升）

1 大匙橄欖油或葡萄籽油

2 杯（300 克）切丁的黃洋蔥

天然鹽（請見38頁介紹）

1 小匙切碎的大蒜（約 1 瓣）

1 又 1/2 杯（360 毫升）蔬菜高湯（請見 115 頁）

3 又 1/2 盎司（100 克）板豆腐

2 小匙白味噌醬

1/2 小匙切碎的百里香

現磨白胡椒

1 大匙葛根粉（請見 208 頁的採買指南）或玉米粉加 1 大匙水，視情況調整稠度用（可省略）

長柄深鍋中火熱油，加入洋蔥和 1 小撮鹽，炒 5 分鐘左右直到洋蔥變軟且透明。加入大蒜再 2 炒分鐘。炒好的洋蔥大蒜倒入果汁機，加入 1/2 杯（120 毫升）高湯、豆腐、味噌醬、百里香和 1 小撮白胡椒，高速攪打 30 至 60 秒直到綿密柔滑。倒回長柄深鍋，中火翻炒 2 分鐘，拌入剩下的 1 杯（240 毫升）高湯後煮滾，轉成中火燉煮約 10 分鐘，直到濃醬收乾並厚厚地裹住木匙。若你喜歡較稠的質地，在小碗將葛根粉和水攪拌成醬，加入鍋中再燉煮 10 分鐘，加白胡椒調味。這款濃醬放入密封容器，最多可冷藏保存1週。重新加熱時，放入長柄深鍋用小火加溫。

採買指南

鹼性飲食周邊產品

AlkaViva
alkaviva.com
鹼性水機器

iHerb
iherb.com
World Organic（世界有機）
或 NOW Foods（健而婷）葉
綠素液

Miracle Clay
miracleclay.net/magento
可食黏土及護膚產品

Nikken PiMag Waterfall
nikken.com
濾水器系統

ph Ion Balance
phionbalance.com
試紙

ph Miracle Living
phmiracleliving.com
礦物鹽及生活用品

Santevia
santevia.com
鹼性水壺及水瓶

Vitacost
vitacost.com
World Organic（世界有機
牌）葉綠素液

廚房家電

Breville
brevilleusa.com
果汁機及其他廚房家電

Excalibur
excaliburdehydrator.com
食物烘乾機

KitchenAid
kitchenaid.com
果汁機及其他廚房家電

Nutribullet
nutribullet.com
果汁機

Omega
omegajuicers.com
果汁機及榨汁機

Oster
oster.com
果汁機

Vitamix
vitamix.com
果汁機

椰子相關產品

Coconut Secret
coconutsecret.com
糖蜜、胺基酸醬、粉類及甜
味劑

Edward & Sons
edwardandsons.com
Let's Do... Organic 椰子乾及
椰奶霜

Exotic Superfoods
exoticsuperfoods.com
生椰子肉及椰子水

Nutiva
nutiva.com
食用油

Tropical Traditions
tropicaltraditions.com
多種產品

冷壓油

Omega Nutrition
omeganutrition.com

Spectrum Organics
spectrumorganics.com

發酵（富含益生菌）
相關產品

Body Ecology
bodyecology.com
發酵劑、發酵食物及補品

Cultures For Health
culturesforhealth.com
發酵劑、克菲爾菌、紅茶菌
及發酵相關產品

iHerb
iherb.com
Solaray and Jarrow Formulas
益生菌補品

VSL#3
shop.vsl3.com
益生菌補品

發酵（富含益生菌）
食物及飲料

Farmhouse Culture
farmhouseculture.com
發酵蔬菜

GT's Kombucha
synergydrinks.com
紅茶菌飲

Healing Movement
Healingmovement.net
發酵蔬菜及椰子水克菲爾優
酪乳

Kevita
kevita.com
益生菌飲料

Tonix Botanical Solutions
mytonix.com
椰子水克菲爾優酪乳

無麩質穀物及純素
義大利麵

Ancient Harvest Quinoa
quinoa.net
藜麥及藜麥義大利麵

Arrowhead Mills
arrowheadmills.com
多種產品

Lundberg
lundberg.com
糙米及糙米義大利麵

Tinkyada
tinkyada.com
糙米義大利麵

大麻籽產品

Manitoba Harvest
manitobaharvest.com
多種產品

香草、香料及調味料

Amazon
amazon.com
Cortas 玫瑰水及橙花水

Bragg
bragg.com
醬油（胺基酸液）及蘋果醋

Cold Mountain Miso
coldmountainmiso.com
味噌

Eden Foods
edenfoods.com
芝麻鹽

Frontier Natural Products
frontiercoop.com
無酒精調味香精

Herbamare and Trocomare
herbamare.us
綜合香草及調味鹽

Miso Master
great-eastern-sun.com
有機味噌醬

Mountain Rose Herbs
mountainroseherbs.com
香草、香料及精華油

San-J
san-j.com
無麩質純釀造醬油

The Spice Hunter
spicehunter.com
多種香料

Spicely Organic Spices
spicely.com
多種香料

廚房用具

Amazon
amazon.com
多種產品

Dreamfarm
dreamfarm.com
廚房用具

Eco Jarz
ecojarz.com
罐子、瓶蓋及不鏽鋼吸管

Glass Dharma
glassdharma.com
玻璃吸管

Le Creuset
lecreuset.com
鍋具及料理用具

Oxo
oxo.com
冰塊盒

Sur La Table
surlatable.com
多種產品

Tovolo
tovolo.com
矽膠冰塊模

Williams-Sonoma
williams-sonoma.com
多種產品

Casa
casa.com
World Cuisine 螺旋蔬菜切片器

植物奶
Flax USA
flaxusa.com
亞麻籽奶

Living Harvest
livingharvest.com
大麻籽奶

One Lucky Duck
oneluckyduck.com
堅果奶袋

Pacific Natural Foods
pacificfoods.com
多種植物奶

Rice Dream
tastethedream.com
米奶

Lekithos Inc.
mysunflowerlecthin.com
葵花籽卵磷脂

天然甜味劑
Amazon
amazon.com
Plantation 未硫化黑糖蜜

Coconut Secret
coconutsecret.com
椰子糖晶及椰糖蜜

Maple Valley
maplevalleysyrup.coop
有機楓糖漿及楓糖粒

Navitas Naturals
navitas.com
無酒精甜菊液

Organic Nectars
organicnectars.com
生龍舌蘭糖漿

SweetLeaf
sweetleaf.com
無酒精及調味甜菊液

Wholesome Sweeteners
wholesomesweeteners.com
多種天然甜味劑

生堅果及種籽
Raw Nuts and Seeds
rawnutsandseeds.com
多種產品

Sun Butter
sunbutter.com
無堅果葵花籽醬

Vivapura
vivapura.com
史上最棒的堅果醬！

有機新鮮食材
Driscoll's
driscolls.com
有機莓果

Earthbound Farn
ebfarm.com
水果及蔬菜

Kenter Canyon Farms
kentercanyonfarms.com
生菜及香草

Organic Girl
iloveorganicgirl.com
綠葉蔬菜

蛋白粉及綠葉粉
Garden of Life
Gardenoflife.com
裸食粉

Growing Naturals
growingnaturals.com
米粉及豌豆粉

Manitoba Harvest
manitobaharvest.com
大麻籽粉

Sprout Living
sproutliving.com
裸食及發芽粉

Sun Warrior
sunwarrior.com
蛋白粉及 Ormus 超級綠葉粉

Vega
myvega.com
很好的植物性綜合粉

鹽
Celtic Sea Salt
celticseasalt.com

Himala Salt
himalasalt.com

Real Salt
realsalt.com

海菜
Eden Foods
edenfoods.com

Ironbound Island Seaweed
ironboundisland.com

Maine Coast
seaveg.com

特殊食材
Earth Circle Organics
earthcircleorganics.com
裸食食材

iHerb
iherb.com
天然食材及補品

Neera's Cinnabar Specialty Foods
cinnabar.com
羅望子醬、印式果醬及沾醬

澱粉／黏稠劑
Eden Foods
edenfoods.com

葛根粉
Edward & Sons

edwardandsons.com
Let's do... Organic 玉米粉及樹薯粉

超級食物
Navitas Naturals
navitasnaturals.com
多種食材

純素食材
Annie's Naturals
www.annies.com
伍斯特醬

Daiya
daiyafoods.com
起司

Dandies
chicagoveganfoods.com
棉花糖

Edward & Sons
edwardandsons.com
The Wizard's 無麩質伍斯特醬

Enjoy Life
enjoylifefoods.com
巧克力脆片

Follow Your Heart
followyourheart.com
美乃滋

Kite-Hill
kite-hill.com
起司

蔬菜高湯
Massel
massel.com
高湯塊

編輯室補充：台灣購買指南

PCHOME 24h 購物
24h.pchome.com.tw
甜菊、亞麻籽、凱晏（卡宴）辣椒粉、巴西莓粉、肉豆蔻、奧勒岡葉、賽拉諾辣椒、葡萄籽油

小磨坊
www.tomax.com.tw
羅勒、迷迭香、百里香、肉桂、薑黃、孜然、月桂、奧勒岡葉

佳讚食品
www.jnjcaribbean.com/
瑪卡粉、藜麥、龍舌蘭糖漿

晴洋行 / 香草先生 /MR. Vanilla
www.facebook.com/
MrVanillaBeanstw
香草精、香草莢

北極熊有機生活館
www.rakuten.com.tw/shop/polarb/?l-id=tw_product_shop
龍舌蘭糖漿、益生菌、黑米

食宴市餐飲原料食品賣場
tw.bid.yahoo.com/booth/foodylab?bfe=1
孜然、芫荽、綠豆蔻

尋味市集
www.findfood.com.tw
第戎芥末醬、帕馬森起司、卡拉馬塔橄欖

大醫生技
www.greencome.com.tw
螺旋藻粉、綠球藻粉

花寶愛花園
www.igarden.com.tw
蝦夷蔥、各式種子

MOMO 購物網
www.momoshop.com.tw
椰棗、葛根粉

PCHOME 購物中心
mall.pchome.com.tw
各大廠牌克菲爾粉、甜菊液

屈臣氏
www.uhealth.com.tw
奇亞籽

淘寶網
world.taobao.com
馬基莓粉

橄欖飲食有機保養專賣店
oliviers-co.com.tw
石磨芥末醬

以上食材其他購買管道：食品材料行、大賣場、生鮮超市、百貨公司附設超級市場、中藥行。

好書推薦

鹼性飲食

The Acid-Alkaline Food Guide: A Quick Reference to Foods & Their Effect on pH Levels by Susan E. Brown and Larry Trivieri, Jr. (Square One Pub, Second Edition, 2013).

Alkalize or Die: Superior Health Through Proper Alkaline-Acid Balance by Theodore A. Baroody (Holographic Health Inc., 1991).

The pH Miracle: Balance Your Diet, Reclaim Your Health by Dr. Robert O. Young and Shelley Redford Young (Grand CentralLife & Style, Revised Edition, 2010).

Water & Salt: The Essence of Life by Barbara Hendel and PeterFerreira (Natural Resources, 2003).

食物搭配

《1200 萬人都説有效的吃不胖飲食：創史上銷售最快瘦身書紀錄，風靡好萊塢名人的排毒飲食，知名主持人阿雅強力推薦》作者：哈維戴蒙與瑪莉琳戴蒙（*Fit for Life* by Harvey and Marilyn Diamond (Grand Central Life& Style, 2010).）

Food Combining for Health: Get Fit with Foods that Don't Fight by Doris Grant and Jean Joice (Healing Arts Press, 1985).

Food Combining Made Easy by Herbert M. Shelton (Book PubCompany, Third Edition, 2012).

Proper Food Combining Works: Living Testimony by Lee Dubelle (Nutri Books Corp., 1987).

The Raw Energy Bible by Leslie Kenton (Vermilion, 2001).

健康與飲食相關書籍

Ayurveda: The Science of Self-Healing by Dr. Vasant Lad (LotusPress, 1985).

《植物的慾想世界》作者：麥可波倫著（*The Botany of Desire: A Plant's-Eye View of the World* by Michael Pollan (Random House, 2002)）

《救命飲食》作者：T・柯林坎貝爾與湯馬斯・M・坎貝爾二世（*The China Study: The Most Comprehensive Study of Nutrition Ever Conducted And the Startling Implications for Diet, Weight Loss, And Long-term Health* by T. Colin Campbell and Thomas M. Campbell II (BenBella Books,2006)）

Clean: The Revolutionary Program to Restore the Body's Natural Ability to Heal Itself by Alejandro Junger, MD (HarperOne, Second Updated Edition, 2012).

Clean Gut: The Breakthrough Plan for Eliminating the Root Cause of Disease and Revolutionizing Your Health by Alejandro Junger, MD (HarperOne, Second Updated Edition, 2012).

《椰子療效：發現椰子的治癒力量》作者：布魯斯菲佛（*The Coconut Oil Miracle* by Bruce Fife and Jon J. Kabara (Avery Trade, Fifth Edition, 2013).）

The Colon Health Handbook: New Health Through Colon Rejuvenation by Robert Gray (Emerald Pub, Twelfth Revised Edition, 1990).

Cooked: A Natural History of Transformation by Michael Pollan (Penguin Press, 2013).

《新世紀飲食》作者：約翰羅賓斯（*Diet for a New America* by John Robbins (HJ Kramer/New World Library, 25th Anniversary Edition, 2012).）

Eat for Health by Joel Fuhrman (Gift of Health Press, Revised Single Paperback Edition, 2012).

《不同血型不同飲食》作者：彼得戴德蒙與凱薩琳惠妮（*Eat Right 4 Your Type: The Individualized Diet Solution to Staying Healthy, Living Longer & Achieving Your Ideal Weight* by Dr. Peter J. D'Adamo (Putnam Adult, 1997).）

Flax the Super Food!: Over 80 Delicious Recipes Using Flax Oil and Ground Flaxseed by Barb Bloomfield, Judy Brown, and Siegfried Gursche (Book Publishing Company, 2000).

Food Matters: A Guide to Conscious Eating With More Than 75 Recipes by Mark Bittman (Simon & Schuster, 2009).

《危險年代的求生飲食》作者：約翰羅賓斯（*The Food Revolution: How Your Diet Can Help Save Your Life and Our World* by John Robbins (Conari Press, Tenth Revised Edition, 2010).）

《飲食規則：83 條日常實踐的簡單飲食方針》作者：麥可波倫（*Food Rules: An Eater's Manual* by Michael Pollan (Penguin Books, 2009).

《無麩質飲食，讓你不生病！：揭開小麥、碳水化合物、糖傷腦又傷身的驚人真相》作者：大衛博瑪特與克莉絲汀羅伯格（*Grain Brain: The Surprising Truth about Wheat, Carbs, and Sugar—Your Brain's Silent Killers* by David Perlmutter, MD (Little, Brown and Company, 2013).）

Healing with Whole Foods: Asian Traditions and Modern Nutrition by Paul Pitchford (North Atlantic Books, Third Revised Expanded Edition, 2002).

《食物無罪：揭穿營養學神話，找回吃的樂趣！》作者：麥可波倫（*In Defense of Food: An Eater's Manifesto* by Michael Pollan (Penguin Books, 2009).）

Know Your Fats: The Complete Primer for Understanding the Nutrition of Fats, Oils, and Cholesterol by Mary G. Enig (Bethesda Press, 2010).

The Macrobiotic Way by Michio Kushi, Stephen Blauer, and Wendy Esko (Avery Trade, Third Edition, 2004).

Nourishing Traditions: The Cookbook that Challenges Politically Correct Nutrition and the Diet Dictocrats by Sally Fallon (Newtrends Publishing Inc., Revised and Updated Second Edition, 2003).

《體質大崩壞：史上最震撼！原始與現代飲食最重要的真相》作者：韋思頓普萊斯（*Nutrition and Physical Degeneration* by Weston A. Price (Price Pottenger Nutrition, Eighth Edition, 2008).）

《超完美 OMEGA 飲食》作者：阿提米斯西莫波羅斯（*The Omega Diet: The Lifesaving Nutritional Program Based on the Diet of the Island of Crete* by Artemis P. Simopoulos and Jo Robinson (Harper, 1999).）

《雜食者的兩難》作者：麥可波倫（*The Omnivore's Dilemma: A Natural History of Four Meals* by Michael Pollan (Penguin, 2007).）

《糖、脂肪、鹽：食品工業誘人上癮的三詭計》作者：邁可摩斯（*Salt Sugar Fat: How the Food Giants Hooked Us* by Michael Moss (Random House, 2013).）

《寂靜的春天》作者：瑞秋卡森（*Silent Spring* by Rachel Carson (Houghton Mifflin Company, Anniversary Edition, 2002).）

《超級食物：未來的食物與藥物》作者：大衛沃夫（*Superfoods: The Food and Medicine of the Future* by David Wolfe (North Atlantic Books, 2009).）

《養生之道》作者：李丹（*The Tao of Health, Sex & Longevity: A Modern Practical Guide to the Ancient Way* by Daniel P. Reid (Fireside, 1989).）

Thrive: The Vegan Nutrition Guide to Optimal Performance in Sports and Life by Brendan Brazier (Da Capo Lifelong Books, 2008).

《小麥完全真相：歐美千萬人甩開糖尿病、心臟病、肥胖、氣喘、皮膚過敏的去小麥飲食法》作者：威廉戴維斯（*Wheat Belly: Lose the Wheat, Lose the Weight, and Find Your Path Back to Health* by William Davis, MD (Rodale Books, 2011).）

益生菌與健康

The Body Ecology Diet: Recovering Your Health and Rebuilding Your Immunity by Donna Gates (Hay House, Revised Edition, 2011).

The Candida Cure: Yeast, Fungus & Your Health by Ann Boroch (Quintessential Healing Inc, Revised Edition, 2009).

Wild Fermentation: The Flavor, Nutrition, and Craft of Live-Culture Foods by Sandor Ellix Katz (Chelsea Green Publishing, 2003).

The Yeast Connection: A Medical Breakthrough by William G. Crook, MD (Square One Publishers, 2007).

裸食

Conscious Eating by Gabriel Cousens, MD (North Atlantic Books, Second Edition, 2000).

Eating for Beauty by David Wolfe (North Atlantic Books, 2003).

Enzyme Nutrition by Dr. Edward Howell (Avery Publishing Group, 1995).

Food Enzymes for Health & Longevity by Dr. Edward Howell (Lotus Press, Second Edition, 1994).

Green for Life: The Updated Classic on Green Smoothie Nutrition by Victoria Boutenko (North Atlantic Books, 2010).

The Hippocrates Diet and Health Program by Anne Wigmore (Avery Trade, 1983).

The Sunfood Diet Success System by David Wolfe (North Atlantic Books, Seventh Edition, 2008).

網路資源

Dr. Annemarie Colbin, foodandhealing.com

Dr. Joel Fuhrman, drfuhrman.com

葛森學院（Gerson Institute）gerson.org

Hippocrates Health Institute, hippocratesinst.org

Dr. Mark Hyman, drhyman.com

Kushi Institute, kushiinstitute.org

Dr. Joseph Mercola, mercola.com

Dr. Mehmet Oz, doctoroz.com

麥可波倫（Michael Pollan）michaelpollan.com

Raw Family, rawfamily.com

Tree of Life, treeoflife.nu

Dr. Andrew Weil, drweil.com

韋思頓普萊斯基金會（Weston A. Price Foundation）westonaprice.org

David Wolfe, davidwolfe.com

The World's Healthiest Foods, whfoods.com

致謝

如果說傾全村之力，才能養活一個孩子；一本果汁機食譜書的誕生，也理所當然地需要集結一家優秀的出版商、一位出色的編輯、一個了不起的經紀人團隊、一位堅強的公關、一位機智的律師、一位天才攝影師、一位神手食物造型師、五十多位認真的測試員、熱情慷慨的朋友以及最棒的家人和伴侶。

一路上，這一群絕佳團隊都支持著我，我的感謝難以言表。這些卓越的人們是各自領域的佼佼者，某些方面來說，正代表愛我的心。

夢幻團隊：Sharon Bowers、Alex Kakoyiannis、Jess Taylor 及 Joe Stallone，謝謝你們陪伴我渡過一路上的風風雨雨！你們的才華、真誠、幽默和堅決的信念，灌輸了我足夠的信心。

完美組合：Ten Speed Press 無與倫比的團隊，包括 Aaron Wehner、Hannah Rahill、Julie Bennett、Emma Campion、Kelly Snowden、Michele Crim、Betsy Stromberg、Kristin Casemore、Ali Slagle、Erin Welke 及 Daniel Wikey。十分感激你們以合作的方式、溫和而睿智地領導這個專案，以及你們尊重我的審美觀，對於新手作者來說，這是夢寐以求的經驗。特別感謝 Kelly，引領我認識這間優秀的出版社。無限地感激了不起的 David Drake、Carisa Hays、Kimberly Snead、Jill Greto、Candice Chaplin、Pam Roman、Daryl Mattson、Liisa McCloy-Kelley、Crown Publishing Group 及 Random House 的其他員工給予的協助。

感謝才華洋溢的 Anson Smart、David Morgan、Olivia Andrews、Russell Horton、Samantha Powell、Inez Garcia、Josefine Brodd、Sunny Kang、Jerrie-Joy Redman-Lloyd、Tilly Pamment、Roxie Smart 及 Maria Esztergalyos，把我的想像用最精美的方式，活靈活現地呈現。特別感謝 Jody Scott，讓我們凝聚在一起。也感謝我親愛的朋友 Susan Stitt，拍攝幕後花絮影片，以及攝影過程中不懈地付出。

我要感謝我最愛的品牌：Williams-Sonoma、West Elm、Anthropologie、Vitamix、Breville、KitchenAid、Omega、Oster、NutriBullet、Excalibur、Le Creuset、Dreamfarm、GLOBAL knives、Cutco、Ruhlin Group、Eco Jarz、Navitas Naturals、SweetLeaf、Maxwell & Williams、Dinosaur Designs、Koskela、MUD Australia、Di Lorenzo Tiles、Cloth Fabric、The Fortynine Studio、Onsite Supply & Design、HUB、LauraMercier 及 Lee Mathews，慷慨地提供產品協助製作及攝影。特別感謝 Georgie Sulzberger 和 Merrick Watts，出借你們精緻的豪宅。

出版邀約是不可能從天而降的。十分感謝 Dean White、Kelly Bock 及 Olivia MacKenzie-Smith，在草創初期協助發展我的品牌；以及 Verve Portraits 的 Kane McErvale 和 Jenelle Rayson 神乎其技的照片。謝謝幫我打理一切的 Gina Smith，還有我的天才網站設計師 Maxwell Hibbert，讓我的作品看起來更精采。

這本書可命名為「90 天內測試完的 90 道食譜」。除了 Scott 在我家廚房下的家庭工作室紀錄之外，我也需要一群場外測試者。我的朋友們非常大方地集結起來，敞開他們的心胸及廚房。

特別感謝最偉大的果汁機料理冠軍 Denise Chamberlain，和妳合作超開心！少了妳，我真

不知道該怎麼辦。我最好的姐妹淘 Stacey Aswad，謝謝妳和我分享妳優異的料理技術、敏銳的味覺及滿滿的愛。謝謝 Chuck Duran 試吃及帶來的笑果。謝謝 Geoffrey Rodriguez 和 Bernhard Punzet，我的兩位料理靈感來源，還有 Geoffrey 在廚房裡無限的創意。Michelle Smith-Aiken、Nikki Hansen、Eda Benjakul、Liz Von Schlegell、Flynn Tierney、Rei and Kai Chavez、George、Sue Jim、Toshiko、Selina 和 Sean Mohr，感謝你們和我一起做菜和歡笑。

我很幸運擁有 50 多位來自世界各地、愛好果汁機的自願測試員，研發這些食譜時他們的建設性意見非常寶貴。我要向我的果汁機族友致敬：Amyand Dan Rubinate、Andrea Libretti、Jaclyn and JadeDiDonato, and Ed Halvorsen、Andrea Passarella、Anna Hanson、Charles Constant、Christine, Brad, Melia, and Jake Barlow、Darla and Robert Morello、Dawn Agran、Debbie, Chuck, and Christopher Pine、Jacque and Nathan Godwin、Alicia Elliot、Pola, Dave, and Mark Snell、Donna Richards andTora Cullip、Duanne Hibbert、Elaine and Kathleen、Morales, and Emily Bramhall、Elayne Jaye、Hillary Huber Wilson、Holly, Jason, and Zoey Ojalvo、Jennifer, Scott, Catherine, and Benjamin Ward、Judith Lewis、Karen Kipp and Bobby Herman、Kate Lewis and Devin Echle、Kathleen Podhajski-Brown and Taylor, Ella, Kendra, Hayden, and Gerard Brown、Kibby and Scott Miller、Kim, Simon, Cameron, Ripley, and Ziggy Tornya、Lisbeth Kennelly、Lori Robin Wilson、Magali, Alessia, and Andreas PèsSchmid、Marie-Guy Maynard, and Louis, Tomas, Jacob, and Lucas Subirana、Dr. Michelle Robin, Crystal Jenkins, Russ Swift, and Dr. Paul Jernigan、Nicki Whitfield and the students at Burwood Heights Primary School、Rachel and Joe Fulginiti、Robin and Jay Eller、Robyn Booth, and Paul, Thomas, Spencer, and Elliot Greenow、Sharon Geake andScott Henderson、Sharon Huffman and Dr. ElaineCarter、Shez, Dean, Rocco, and Duke Cantlie、Stephen Rowan and Catherine Knowles、Tina, David, Andrew, and Matthew Allen、Vibeke Vale and Karen Kelly、Dawnette Brady 及 Wendi, Scott, Ava, and Danny Higginbotham。

感謝我了不起的經紀人團隊：KMR Talent 團隊、AVO Talent、JE Talent 及 EM Voices，謝謝 Melissa Rose 和 Annette Robinson，在我忙碌於這本書而推掉其他工作時，給予支持、耐心和熱忱。

感謝我忠實的網路讀者，看到你們的熱情、持續不斷的鼓勵及啟發性的來信，是身為部落客最開心的事。

滿滿的愛陪伴我走過這段旅程。謝謝 Bill、Margot、Margot-Anne 及 Kimberly Brick；也感謝 John and Sandra Hanes、Mike Schmandt 及 Debra Sharkey。感謝我妹妹 Katy Townsend，給予我無限的愛與心靈支持。謝謝無與倫比的 Mikaho Hara，我這輩子最志同道合的好友。

謝謝我最棒的爸媽，不懈地支持與鼓勵，以及提供我最棒的資源，讓我攪打出一段快樂充實的人生。謝謝我的姐姐 Kara Masters，踏出舒適圈陪我在廚房裡忙進忙出，接受健康觀念，永遠當我最好的知己。謝謝姐夫 Leigh Cassidy 敏銳的味覺，以及親愛的姪子姪女 Alexandra 和 Sullivan，謝謝你們可愛的 Skype 加油舞，你們兩個最乖了。

謝謝 Cookie，每天都用舌頭及搖尾巴表示「你可以的」和我打招呼。

最後，我最好的朋友及這輩子最愛的 Scott，謝謝你每天的陪伴，滋養我的身心，帶我克服恐懼，用美好的故事豐富我每一天的生活。

索引

攪動吧，人生！果汁機健康裸食聖經

時令 × 酵素 × 益生菌 × 鹼性 = 果汁機裸食教主泰絲飲食法 100 道創意料理

作　　者／泰絲・瑪斯特（Tess Masters）
譯　　者／賀　婷
責任編輯／曹仲堯
封面設計／范又瑄
內頁排版／張靜怡
行銷企劃／王琬瑜、卓詠欽

發 行 人／許彩雪
出 版 者／常常生活文創股份有限公司
E - m a i l ／ goodfood@taster.com.tw
地　　址／台北市 106 大安區建國南路 1 段 304 巷 29 號 1 樓

讀者服務專線／ (02) 2325-2332
讀者服務傳真／ (02) 2325-2252
讀者服務信箱／ goodfood@taster.com.tw
讀者服務專頁／ https://www.facebook.com/goodfood.taster

法律顧問／浩宇法律事務所
總 經 銷／大和圖書有限公司
電　　話／ (02) 8990-2588（代表號）
傳　　真／ (02) 2290-1658

製版印刷／沐春創意行銷股份有限公司
版　　次／ 2016 年 4 月初版一刷
定　　價／新台幣 520 元
I S B N ／ 978-986-93068-0-5

This translation published by arrangement with Ten Speed Press, an imprint of the Crown Publishing Group, a division of Penguin Random House LLC

國家圖書館出版品預行編目（CIP）資料

攪動吧，人生！果汁機健康裸食聖經：時令 × 酵素 × 益生菌 × 鹼性 = 果汁機裸食教主泰絲飲食法 100 道創意料理／泰絲・瑪斯特（Tess Masters）；賀婷譯 . -- 初版 . -- 臺北市：常常生活文創, 2016.04
面；　公分 . --（Healthy plate；1）
譯自：The Blender Girl : super-easy, super-healthy meals, snacks, desserts, and drinks
ISBN 978-986-93068-0-5（平裝）

1. 健康飲食　2. 食譜

411.3　　　　　　　　　　　　　　　　　　　　　105005401

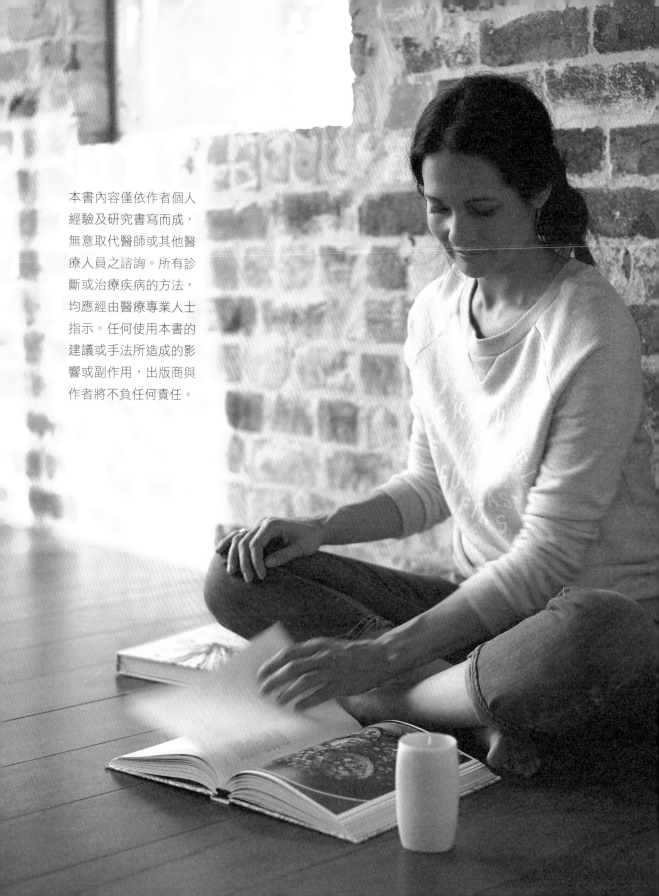